ÉTUDE

SUR LES

LUNETTES DE PROTECTION

LUNETTES D'ATELIER

(contre les éclats, les projections, les poussières, la lumière, etc.)

LUNETTES DE ROUTE

(Automobiles, Bicyclettes, Chemins de fer, etc.)

Docteur DÉTOURBE

MEMBRE DE LA SOCIÉTÉ DE MÉDECINE PUBLIQUE ET DE GÉNIE SANITAIRE,
MEMBRE DU CONSEIL DE DIRECTION
DE L'ASSOCIATION DES INDUSTRIELS DE FRANCE
CONTRE LES ACCIDENTS DU TRAVAIL.

MÉDAILLES D'ARGENT

de l'Association des Industriels de France, de la Société d'Encouragement pour l'Industrie nationale et de la Société de Protection des apprentis.

PRIX (Respirateurs et Lunettes)
du Concours International de l'Exposition de Bruxelles, 1897.

QUINZE FIGURES DANS LE TEXTE

PARIS

1902

ÉTUDE

SUR LES

LUNETTES DE PROTECTION

LUNETTES D'ATELIER

(contre les éclats, les projections, les poussières, la lumière, etc.)

LUNETTES DE ROUTE

(Automobiles, Bicyclettes, Chemins de fer, etc.)

Docteur DÉTOURBE

MEMBRE DE LA SOCIÉTÉ DE MÉDECINE PUBLIQUE ET DE GÉNIE SANITAIRE,
MEMBRE DU CONSEIL DE DIRECTION
DE L'ASSOCIATION DES INDUSTRIELS DE FRANCE
CONTRE LES ACCIDENTS DU TRAVAIL.

MÉDAILLES D'ARGENT

de l'Association des Industriels de France, de la Société d'Encouragement
pour l'Industrie nationale
et de la Société de Protection des apprentis.

PRIX (Respirateurs et Lunettes)
du Concours International de l'Exposition de Bruxelles, 1897.

QUINZE FIGURES DANS LE TEXTE

PARIS

1902

ÉTUDE SUR LE RESPIRATEUR NORMAL

CONTRE LES POUSSIÈRES. **Dr Détourbe.** — PARIS 1895.

ÉTUDE

SUR LES

LUNETTES DE PROTECTION

LUNETTES D'ATELIER

I

CONSIDÉRATIONS SUR LES CAUSES DES MALADIES PROFESSIONNELLES DES YEUX

Les yeux, larges baies ouvertes du cerveau sur le monde extérieur, sont pour l'ouvrier, plus peut-être que pour tout autre, les plus importants et les plus précieux des organes des sens. Que l'on considère l'artisan par rapport à lui-même, ou comme soutien d'une famille, ou comme élément de production dans la société, ils constituent, en effet, le principal faisceau du lien qui l'unit à ses obligations et à ses droits. Sont-ils atteints par la maladie ou emportés par un accident, sa puissance est annulée, son existence s'arrête.

Nombreux sont, au milieu de ses travaux, les agents capables de les blesser plus ou moins grièvement, de leur infliger de cuisantes brûlures, d'en enflammer, mortifier ou infecter les tissus, d'altérer la transparence de leurs milieux, surmener et forcer, troubler le mécanisme intime et délicat de leur fonctionnement.

Notre intention n'est pas, ici, d'exposer en détail chacune de leurs lésions, dont on trouvera la description dans les traités spéciaux ; mais seulement de les passer en revue, face à leurs causes, avant d'aborder l'étude des appareils, que nous proposons pour en assurer la prophylaxie.

1° Lésions traumatiques.

La cause traumatique (éclats [parties brusquement détachées de corps durs] et projections [substances de toutes natures projetées dans l'œil]) est presque toujours caractérisée simultanément par le choc et la pénétration dans les tissus oculaires le plus souvent de sa substance (piqûres, coupures, plaies contuses), mais quelquefois seulement de ses effets (contusion). Ces projections sont généralement solides, pierreuses (meulière, grès, cailloux, ardoises, marbre, nacre, etc.) ou métalliques (fer, fonte, acier, bronze, etc.); fréquemment aussi de nature végétale (bois, épines, barbes d'épi, d'avoine, brin de paille, graines, végétaux moisis, etc.) ou animale (esquilles d'os, fragments de poils, de crins, etc.). Elles peuvent, exceptionnellement, être fournies par des liquides ou des gaz, sous pression considérable, dont le jet plus ou moins filiforme pénètre par un mode semblable à celui de l'aquapuncture. Elles agissent souvent, en outre, par leur caractère irritant, caustique ou infectieux. Rarement aseptiques, en effet, mais ordinairement contaminées, elles donnent alors lieu aux complications de l'infection (suppuration, phlegmon, ulcération, gangrène, érysipèle, pustule maligne, etc.).

Les lésions traumatiques des yeux varient depuis l'érosion épithéliale jusqu'au broiement de l'organe. Constituées, dans leurs formes les plus légères, par de petites piqûres, coupures et contusions des paupières ou par des plaies minuscules et aseptiques de la conjonctive oculaire et de la cornée, avec ou sans enclavement du corps étranger, elles peuvent former une série de gravité croissante, des plaies et pertes de substance plus ou moins grandes des paupières (leur rétraction cicatricielle, ectropion) aux contusions plus ou moins intenses, aux blessures plus ou moins larges, plus ou moins profondes et infectées de la cornée (kératite, ulcération perforante et hypopion, taies, ptérygion) et du globe, avec ou sans immersion du corps du délit dans les tissus et les milieux de l'œil (hémorrhagies intra-oculaires; décollemeuts, déchirures et hernies des membranes [iris, capsule cristalline, choroïde, rétine]; opacifications et déplacements du cristallin; destruction contusive ou disjonctive des parties constituantes de l'organe [cristallin, corps vitré, membranes], cataractes consécutives, perforation et affaissement; luxation ou rupture du globe [au niveau de la sclérotique ou de la cornée]; infection [phelgmon, fonte purulente et atrophie, ophthalmie sympathique, etc.]).

Les ouvriers les plus exposés aux traumatismes de l'œil sont : les tailleurs de pierres, de meules (riflage-meuniers), de grès et d'ardoises, les casseurs de cailloux, marbriers, ouvriers des mines et carrières (déflagration de la poudre), etc.; les ouvriers métallurgistes = les aiguiseurs (surtout à sec — émouleurs, affûteurs, couteliers, taillandiers, etc.), les polisseurs d'acier, les ajusteurs (limeurs, burineurs, ciseleurs, tourneurs et raboteurs), les mouleurs, les ébarbeurs, les tailleurs de limes, les serruriers, chaudronniers, tôliers, forgerons, cloutiers, riveurs, calfats, etc.; les moissonneurs, batteurs de blé (aspergillus) et équarisseurs d'arbres; les tabletiers (os, ivoire, corne, etc.), boutonniers, nacriers, scieurs d'os, broyeurs de cornes et huîtreurs.

2° Brûlures.

Ces brûlures sont presque toujours causées par le contact, avec choc accompagné ou non de pénétration (éclats et projections), d'un corps brûlant, le plus souvent solide, quelquefois liquide ou gazeux (vapeur d'eau). La chaleur rayonnante intense provoque, en outre des brûlures par radiation, des lésions de l'organe de la vision tellement particulières qu'elle nécessite une étude séparée.

Les corps brûlants sont généralement des particules métalliques, solides ou demi-fluides (fer, fonte, acier, étain, plomb, zinc, métaux et alliages divers). Mais ils sont quelquefois constitués par d'autres matières semi-liquides ou liquides (brai, poix, cire et graisse fondues, eau chaude) ou par des vapeurs (vapeur d'eau — machines à vapeur). Signalons ici l'analogie d'action des projections caustiques.

Il est rare que les brûlures de l'œil soient aussi sérieuses que certaines de ses blessures. Il s'agit, le plus souvent, de particules incandescentes produisant une très légère eschare des paupières, de leurs bords libres, où elles se trouvent fixées par la fermeture spasmodique de l'orifice palpébral (blépharite cicatriculaire — forgerons, serruriers, fondeurs), de la conjonctive oculaire (cutisation de cette membrane) ou de la cornée (taies superficielles). Ces deux dernières membranes sont, du reste, très bien défendues, non seulement par les paupières, mais encore par la nappe liquide, étalée à leur surface et donnant naissance, au contact du corps brûlant, à une couche intermédiaire de vapeur, mauvaise conductrice et protectrice (phénomène de la caléfaction). Quelquefois, cependant, les lésions sont plus larges et plus profondes, intéressent les paupières, la conjonctive (eschares, rétraction cicatricielle, symblépharon) ou la cornée (kératite, taies étendues, ptérygion, opacités totales, perforation, affaissement, fonte et perte de l'œil).

Certaines professions exposent d'une manière toute particulière à ces accidents. Ce sont les fondeurs (martelage, laminage — pudleurs, étameurs, zingueurs, plombiers), les forgerons, les serruriers, les cloutiers, les aiguiseurs, surtout à sec (émeuleurs, affûteurs, couteliers, polisseurs d'acier), les empointeurs d'aiguilles, les mécaniciens et les chauffeurs.

3° Ophthalmoconioses.

Les maladies des yeux causées par les poussières (*ophthalmoconioses*), sans présenter la gravité de leurs lésions traumatiques, ni celle des autres affections locales ou générales de même origine, occupent cependant une place importante dans la pathologie professionnelle. Elles sont produites par le contact et le dépôt, à la surface des bords palpébraux, de la conjonctive et de la cornée, de poussières extrêmement variées, dont nous ne dirons que très brièvement la nature, la configuration, le mode pathogénique, les effets morbides et l'origine. (Lire, pour plus de détails, les Hygiénistes, qui ont traité ce sujet et notre « Etude sur le respirateur normal contre les poussières », 1895 [à la fin, tableau des professions à poussières dangereuses]).

Les poussières exercent sur l'œil les mêmes influences que sur les voies respiratoires et digestives. Tantôt elles en irritent les surfaces par choc ou simple contact et frottement (*action mécanique*), ou par *activité chimique*, y déterminant quelquefois des eschares plus ou moins larges et plus ou moins profondes (*causticité*); tantôt elles sèment là, plus ou moins abondamment, des *éléments infectieux*. Nous rappelons, pour mémoire, qu'il peut se faire à ce niveau une *absorption locale de poisons*, contribuant à l'intoxication générale et que les *traumatismes* microscopiques et innombrables, qu'elles provoquent par leurs bords coupants et leurs pointes effilées, favorisent considérablement la réalisation de leurs effets perturbateurs.

A ces modes d'activité multiples peuvent se rattacher toutes les poussières de l'industrie : les *poussières pierreuses*, *métalliques*, *végétales*, *animales*, qui, pour la plupart, irritent mécaniquement les tissus par leur quantité, leur volume, leur poids et leurs irrégularités ou les blessent par leurs saillies aiguës ou leur tranchant; certaines poussières *alcalines*, *acides* ou *salines*, irritantes chimiquement ou caustiques (chaux, plâtre, ciment, tabac, acide arsénieux, nitrate acide et bichlorure de mercure, chlorure de zinc, bichromate de potasse); les poussières toxiques des *composés du plomb*, du *mercure* et de l'*arsenic*, qui se dégagent souvent des matières végétales ou animales, imprégnées de ces substances; les *poussières infectieuses* enfin, si nombreuses, des produits organiques, des chiffons, des lieux encombrés, etc. (*microbes, champignons*).

Les *lésions oculaires*, produites par elles, le plus souvent légères ou de moyenne intensité, sont cependant assez fréquemment sérieuses et même graves. Sollicitées par l'irritation, les muqueuses et membranes *s'enflamment*; les caustiques les *mortifient* en des points plus ou moins nombreux et plus ou moins profonds; l'*infection* y provoque la *suppuration*, l'ulcération, la gangrène, l'érysipèle, quelquefois des lésions très graves, la pustule maligne, etc., déroulant une suite, souvent très longue, de complications et d'accidents consécutifs. Ainsi se développent de nombreuses blépharites (*blépharoconioses*) aiguës ou chroniques, avec ou sans ulcérations du bord libre des paupières et lésions glandulaires de fréquentes *conjonctivites*, aiguës ou chroniques, évoluant trop souvent jusqu'à la conjonctivite hyperplasique (ptérygion); des *kératites* enfin, plus ou moins vives et étendues, sources quelquefois de *lésions plus profondes* et souvent terminées par des opacités cornéennes (*taies*) plus ou moins prononcées. Il est intéressant de noter ici la *similitude d'action* d'un grand nombre de *liquides* purs ou solutions, pulvérisés ou non, de *vapeurs* et de *gaz*.

Les professions sujettes à ces affections sont presque toutes les professions à poussières. Citons cependant, parmi les plus atteintes = les tailleurs de pierres et marbriers (conjonctivite hyperplasique [ptérygion]); les fondeurs, mouleurs, polisseurs, bronzeurs et ouvriers du cuivre; les mécaniciens et chauffeurs des chemins de fer et navires; les chaufourniers, plâtriers, ouvriers du ciment, maçons et plafonneurs (conjonctivite hyperplasique, ptérygion, taches de la cornée); les ouvriers des produits chimiques (soufre : tritureurs, soufreurs de vignes [soufre sublimé et chaux], [conjonctivite hyperplasique] — fabrication des couleurs d'aniline [ophthalmies arsenicales]); les filateurs de lin et de chanvre (batteurs, peigneurs, cardeurs) et trieurs de chiffons; les imprimeurs typographes (poussières des casses); les corroyeurs (poussières des cuirs), peaussiers (apprêt et lustrage des peaux, craminage [pustule maligne]), pelletiers et broyeurs de tan; les tabletiers, nacriers, criniers, brossiers, plumassiers et chapeliers (mercure, arsenic, alcool méthylique); les chargeurs de guano et fabricants d'engrais; les scieurs à la mécanique, scieurs de long, tourneurs sur bois, charpentiers, charrons, menuisiers et ébénistes (sciure de bois); les droguistes, broyeurs d'écorces médicinales, ouvriers du tabac (époulardeurs); les batteurs à la mécanique, vanneurs de grains, jaugeurs de blé, meuniers (nettoyage du blé), amidonniers et féculiers, déchargeurs de riz (calandre du riz).

4° Lésions produites par les foyers lumineux et caloriques intenses.

Les désordres, engendrés dans l'œil par les radiations lumineuses ou caloriques excessives (à 2 mètres des feux de forge, le thermomètre marque 60°), le plus souvent combinées du reste, ont tellement d'analogie, qu'il n'est guère plus possible d'en séparer l'étude que d'en dissocier les causes physiques.

Qu'il y ait une prédominance des *rayons caloriques* (influence thermique de la lumière artificielle et des foyers caloriques industriels [émission surtout de rayons caloriques obscurs]), *lumineux* (soleil des pays chauds) ou *chimiques* (électricité) dans les faisceaux émis, les effets sont semblables : ce sont l'irritation, la congestion, l'excès de l'activité nutritive et de l'excitabilité fonctionnelle, poussé souvent jusqu'à l'inflammation.

Les paupières rougissent (*blépharites*); la conjonctive s'injecte (*conjonctivites — C. électrique* [due aux rayons chimiques], quelquefois violente : rougeur vive, gonflement palpébral, larmoiement, sécrétion catarrhale, photophobie, blépharospasme, douleurs quelquefois violentes, mouches volantes, anesthésie rétinienne, scotome central; affection binoculaire); la nutrition des milieux de l'œil (cristallin, corps vitré), athermanes pour la chaleur obscure, s'exagère, tandis que la choroïde se congestionne; la sensibilité de la rétine, déjà si exquise, s'exalte au suprême degré et provoque la contraction réflexe, violente et défensive de l'iris (myosis permanente) et du muscle ciliaire. Ainsi naissent les lésions les plus graves : ces muscles se fatiguent et dégénèrent (dilatation permanente de l'iris [mydriase] chez les vieux ouvriers, fatigue ou paralysie de l'accommodation, presbytie précoce [nécessité de verres convexes — *asthénopies professionnelles*]); le cristallin, qui reçoit le choc convergent de toutes ces radiations, les concentre, augmente avec excès et dévie son mouvement nutritif (sous l'influence synergique, aussi peut-être, de certaines causes prédisposantes [arthritisme]), perd peu à peu sa parfaite transparence et s'opacifie par places plus ou moins nombreuses et plus ou moins larges (*Cataractes professionnelles* précoces des verriers, fondeurs et forgeurs). Celles-ci sont en effet très fréquentes dans certaines professions : Meyhœfer (1888) en a trouvé 9,5 0/0 au-dessous de 40 ans, 26,5 0/0 au-dessus de cet âge, chez les souffleurs de verres, atteints de préférence à gauche (lésion concomitante de la joue la plus exposée au feu, la gauche le plus souvent, siège d'une coloration brunâtre par pigmentation ou vascularisation). Notons accessoirement les effets locaux de la lumière et de la chaleur rayonnante sur la face et le cou : érythème (vraie brûlure) (coup de soleil, souvent d'origine électrique et dû aux rayons chimiques), acné, furoncles.

Les ouvriers les plus éprouvés par ces causes morbides sont = les ouvriers des usines métallurgiques (fondeurs et pudleurs, forgerons, cloutiers, serruriers, étameurs, zingueurs et plombiers); les chauffeurs; les verriers; les boulangers, pâtissiers et cuisiniers; les ouvriers de l'électricité (foyers électriques puissants et rapprochés, soudure électrique); les bijoutiers, orfèvres, joailliers et sertisseurs de diamants. Citons encore, à titre documentaire, les cultivateurs (vignerons) des pays chauds et les habitants des terres glaciales (Lapons — réverbération des neiges).

II

APPAREILS PROTECTEURS DES YEUX

La multiplicité et la gravité de ces accidents ont fini par provoquer une émotion légitime et l'on s'est justement préoccupé de les prévenir par des mesures diverses, en particulier en faisant porter aux ouvriers des *appareils préservateurs*.

Ils se divisent en *deux classes :* 1° les uns, exclusivement destinés à la protection des organes de la vue ou *lunettes proprement dites* ; 2° les autres, appelés à couvrir simultanément les yeux, le front, la face et quelquefois le cou, nommés *protecteurs* ou *masques* et qu'il ne faut pas confondre avec les *respirateurs* ou *masques-respirateurs*, dont le but est de préserver les voies respiratoires et digestives des substances nuisibles entraînées par l'air inspiré.

Il existe une très grande variété de *lunettes*. L'œil est tellement susceptible, que leur moindre défaut prend des proportions considérables : aussi se sont-elles multipliées, en se perfectionnant peu à peu, il est juste de le dire. Avec M. l'ingénieur H. Mamy, le distingué directeur de l'Association des Industriels de France contre les accidents du travail, se basant sur les nombreux modèles, présentés au concours de l'Association, en 1892, nous les grouperons en quatre catégories : 1° les lunettes simplement formées

*

de toile métallique; 2° les lunettes constituées par des verres enchâssés dans une monture de cuir ou 3° et 4° de métal (3° toile métallique — 4° lame métallique). Nous ne voulons pas faire ici la critique générale de tous ces instruments : certains ont de réelles qualités, mais présentent aussi, à notre avis, des lacunes qu'il serait désirable de combler. Aussi nous proposons-nous d'étudier avec soin les conditions multiples qu'ils doivent remplir, afin d'exercer *efficacement* et *sans gêne* leur rôle de protecteurs des yeux.

Pour être absolument *efficace*, le *bouclier* enveloppera en tout sens et complètement les organes de la vue et fera suffisamment obstacle aux causes mécaniques, physiques, chimiques ou biologiques, qui les menacent. Il se prolongera donc du pourtour des verres à la peau des régions voisines, à la surface desquelles *il s'appliquera exactement*, comme s'il avait été moulé sur elles, ne permettant à aucun corps vulnérant, à aucun élément nuisible de se glisser au-dessous ou en arrière de lui, de quelque direction qu'il provienne (les ouvriers sont souvent, en effet, très rapprochés, quelquefois même placés les uns au-dessus des autres). Notons, en particulier, que contre les poussières, les liquides, les vapeurs et les gaz, l'*étanchéité* est nécessaire et que le contact doit être intime partout.

Pour ne provoquer *aucune incommodité*, il devra satisfaire à des règles multiples :

L'œil, en effet, est un organe d'une très grande délicatesse, d'une sensibilité exquise et d'une extrême irritabilité : la moindre offense, même de ses parties accessoires (paupières, muscles, glandes, vaisseaux et nerfs), suffit à troubler son fonctionnement. Aussi faut-il *éviter* scrupuleusement que la *base d'application* de l'appareil n'inflige une *pression*, même légère, dans l'aire de l'ouverture de l'orbite, aux paupières et à la partie du globe dissimulée derrière elles et devra-t-on la porter plus loin. La circonférence, qui limite cette ouverture, est constituée par une crête osseuse, saillante en avant, recouverte par le muscle orbiculaire et des téguments très mobiles (sourcils), à la face profonde desquels s'insèrent de nombreuses fibres musculaires : elle lui offrirait par conséquent, de son côté, une ligne d'appui trop instable, tant par son défaut de surface que par le déplacement continuel de ses couches de revêtement. Pour trouver une région moins susceptible, plus calme et *plus stable*, il faut la reculer presque aux limites du muscle orbiculaire, qui recouvre les parties inférieure du front, antérieure de la tempe, et supérieure de la joue, jusqu'à deux ou trois centimètres de cette circonférence et dont il importe aussi de ménager la fonction (fermeture des paupières), en n'exerçant sur lui aucune pression. Il se trouve, il est vrai, en ce point, de nombreuses ramifications artérielles et nerveuses et surtout un riche réseau veineux, largement anastomosé avec les veines de l'orbite et qui accélère et assure la déplétion sanguine du globe oculaire : mais, même ici, la pression de la base d'application des lunettes sera légère, presque nulle, régulièrement répartie, *grâce à sa conformation* calquée sur celle des régions correspondantes, afin de ne produire aucune compression, de ne pas interrompre la circulation veineuse et de ne provoquer aucune douleur, aucune gêne de l'œil, en amenant sa congestion.

Une des conditions élémentaires des appareils de ce genre est de respecter la respiration et l'évaporation cutanées et membraneuses et d'éviter l'échauffement de l'œil. Il est irrationnel d'établir au-devant de cet organe un espace étroit et mal ventilé, dont l'air et les parois s'échauffent avec rapidité, qui se remplit vite de gaz impurs et se sature de vapeur d'eau. Il y faut au contraire une *chambre vaste et bien aérée*, dont l'enceinte, bonne conductrice, ne subisse qu'une très minime élévation de température (la chaleur rayonnée reçue est en raison inverse du carré des distances) et perde ses calories avec facilité ; dont le contenu se renouvelle avec activité, favorisant la respiration et les sécrétions de la région, l'évaporation (absorption de chaleur latente) et le dégagement calorique des parties et réduisant au minimum la condensation de vapeur d'eau à la face postérieure des verres.

Les lunettes, enfin, doivent offrir un *champ visuel* suffisamment étendu, développé non-seulement en dehors, mais encore en bas et en dedans, dans le but de faciliter le travail. La *partie transparente* ne présentera aucun défaut, qui puisse être obstacle à la lumière et faire dévier l'un des yeux.

Les *masques* ou *protecteurs* sont soumis à un conditionnement moins rigoureux. Cependant leur adaptation à la figure, avec une commodité et une stabilité convenables, présente certaines difficultés et doit être réalisée. Ils seront disposés à une certaine distance de la face et des yeux, dont ils seront ainsi séparés par une couche d'air presque toujours en mouvement ; ils ne doivent pas en effet échauffer ces parties, ni troubler la fonction visuelle, ni la limiter dans des proportions exagérées : ils seront aussi suffisamment efficaces.

C'est en nous conformant à ces principes, qui nous paraissent irréductibles, que nous nous efforcerons de constituer des lunettes d'atelier, applicables à presque tous les cas. Quant aux masques ou protecteurs, nous nous bornerons à la conception d'un appareil de protection contre la chaleur rayonnante, pour le travail devant les feux, et que nous décrirons dans un autre travail.

III

LUNETTES D'ATELIER

Elles sont destinées à protéger les yeux de l'ouvrier : 1° tantôt contre les éclats et les projections, parties plus ou moins dures, froides ou brûlantes, qui se détachent brusquement et violemment des matériaux soumis au travail; 2° tantôt contre les poussières abondantes qui s'en dégagent; 3° tantôt contre les liquides dangereux, les vapeurs et les gaz nuisibles; 4° tantôt enfin contre l'éclat éblouissant des objets ou des foyers

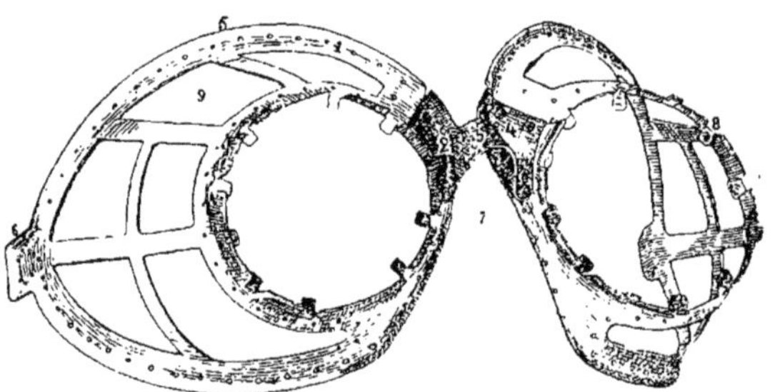

Fig. 1. — Lunettes contre les éclats et les projections, partie métallique nue. — 1 Pièces latérales. 2 Pièce médiane. 3 Sa partie moyenne. 4 Ses parties latérales. 5 Base d'application. 6 Ses prolongements rectangulaires. 7 Echancrure nasale. 8 Monture des verres (ses segments et ses crochets). 9 Surface ajourée.

lumineux intensifs, qui éclairent son champ d'activité ou l'atelier tout entier.

Quelle que soit leur destination particulière, nous leur avons donné une forme commune (fig. 1), celle, pour chacune de leurs moitiés, d'un tronc de cône irrégulier, à grande base dirigée en arrière et appliquée sur les régions péri-orbitaires; à petite base antérieure et répondant au verre; à surface largement ajourée et variablement garnie, suivant le but qu'elles doivent remplir.

Nous décrirons d'abord les lunettes contre les éclats et les projections, d'un usage le plus fréquent; puis, nous indiquerons, à propos de chacune des autres variétés, les particularités qui les caractérisent et les différencient.

1° Lunettes contre les éclats et les projections.

Elles sont constituées par deux pièces latérales, semblables et symétriques, en laiton ou, de préférence, en aluminium, réunies par une pièce médiane, en argentan.

A

PIÈCES LATÉRALES

Elles ont la forme d'un tronc de cône irrégulier, creux, dont la grande base *(base d'application* des lunettes) est dirigée en arrière ; dont la petite base est représentée par l'*enchâssure des verres ;* dont la cavité, limitée par une *surface ajourée* largement, fait fonction de *chambre à air*, placée au-devant des yeux, pour protéger leur fonctionnement.

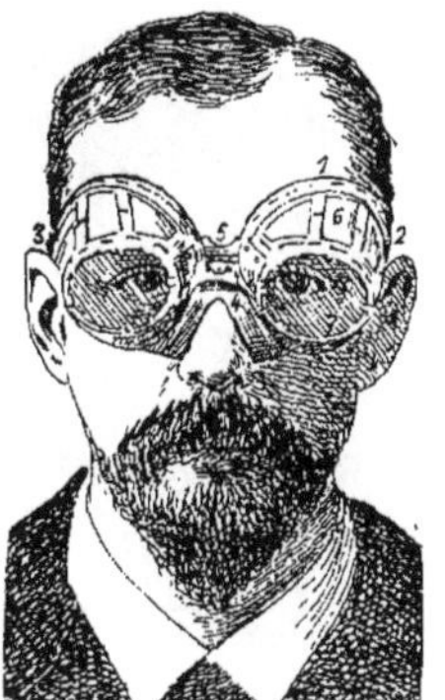

Fig. 2. — Lunettes contre les éclats et les projections, vues de face. — 1 Base d'application et bordure de cuir. 2 Son prolongement rectangulaire gauche et bande élastique. 3 Son prolongement rectangulaire droit et agrafe à long crochet. 4 Pièce de cuir nasale. 5 Son extrémité supérieure. 6 Surface ajourée et toile métallique. 7 Verre et monture.

a **Base d'application** (fig. 2). — Elle a la forme d'un ovale irrégulier, dont le grand axe est dirigé en dehors, en arrière et un peu en haut, vers l'extrémité supérieure de l'oreille. Elle est constituée par une lame de 0^{mm},5 d'épaisseur, de 7 mm de largeur en arrière de la partie ajourée, appliquée sur la partie inférieure du front, au-dessus du sourcil, sur la région antérieure de la tempe, les pommettes et le haut de la joue, à deux ou trois centimètres de la circonférence de la base de l'orbite. Concave en arrière et en dedans, elle s'adapte parfaitement aux régions convexes en avant et en dehors, sur lesquelles elle repose et se trouve pour ainsi dire moulée. Son bord libre est déjeté en haut au niveau du front, en dehors à la tempe, en bas sur la pommette et la joue, pour se juxtaposer avec douceur à la peau : la partie interne, repoussée en avant, forme avec celle du côté opposé et le bord inférieur de la partie moyenne de la pièce médiane une échancrure, destinée à loger la saillie nasale, au volume variable de laquelle ses dimensions sont appropriées (*échancrure nasale*) : la partie tout à fait externe et postérieure présente un petit *prolongement rectangulaire*, percé de trous et auquel s'attache la bande élastique qui maintient l'appareil ou l'agrafe à long crochet, dans laquelle son anneau s'engage. Son bord adhérent se continue avec le bord postérieur de l'enchâssure des verres, par l'intermédiaire, au niveau de l'ajourage, de petites bandelettes métalliques, qui en limitent les ouvertures. Cette lame est bordée, presque partout, avec un *ruban de cuir*, propre à en adoucir encore le contact et cousu au travers d'une série de trous, de 1 mm 1/4 de diamètre, séparés par des intervalles pleins de 5 mm et percés sur tout son pourtour à 2 mm du bord libre.

Par suite de l'indépendance qu'elle présente sur presque toute son étendue et de sa malléabilité, elle peut être déjetée, sous l'influence de pressions méthodiques et progressives, exercées avec les doigts, tantôt en arrière et en dedans, tantôt en avant et en dehors, de manière à augmenter ou à diminuer sa concavité et à la mettre en rapport, dans tous les cas, avec le volume et la convexité des parties correspondantes.

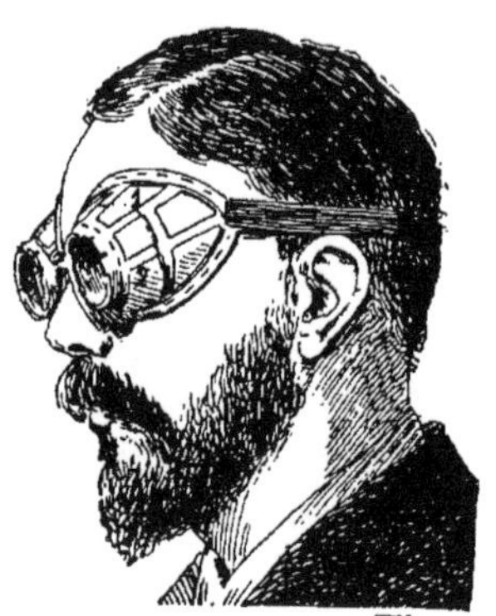

Fig. 3. — Lunettes contre les éclats et les projections, vues de profil. — 1 Surface ajourée et toile métallique. 2 Entre le verre et l'œil, chambre à air : ses dimensions antéro-postérieures.

L'échancrure nasale, triangulaire, à sommet supérieur et arrondi, est garnie d'une pièce de cuir souple, que l'on coud sur les bords, dans une série de trous semblables aux précédents et que l'on peut toujours entailler exactement selon le volume du nez, auquel elle s'adapte aussi parfaitement (*pièce de cuir nasale*).

b **Chambre à air** (fig. 3). — Elle comprend théoriquement l'espace compris entre les deux bases du tronc de cône. Mais, en réalité, ses dimensions sont beaucoup moindres : les régions péri-orbitaires, en effet, d'une conformation variée, pénètrent plus ou moins profondément dans sa partie postérieure et les réduisent dans des proportions également variables. Cependant on peut donner une longueur moyenne de 18 *mm* à la distance minima, qui sépare la face postérieure des verres du centre de la cornée. Quand le front est peu développé, ce qui est assez fréquent dans les conditions où nous nous plaçons, l'engagement est plus profond et cette distance légèrement diminuée. Il en est de même quand l'œil est plus ou moins saillant en avant. Cette cavité loge non seulement l'œil et les paupières, mais encore le sourcil et la région assez large, qui répond au muscle orbiculaire.

La *surface*, qui la limite de tous côtés, est surtout développée en haut, en bas et en dehors. Elle y est très largement ajourée; divisée en six grandes ouvertures, fermées par une *toile métallique*, résistante, en fer nu ou galvanisé de préférence, pour en prévenir l'oxydation et la perforation, noire ou azurée afin d'empêcher à sa surface les jeux de lumière pénibles à supporter, aussi légère que possible et de numéro variable, en rapport avec la grosseur des éclats dans chaque industrie : les numéros 40 et 70, avec des mailles de $0^{mm},5$ et $0^{mm},25$ et un fil de $0^{mm},15$ et $0^{mm},10$, nous paraissent pouvoir convenir à la généralité des cas. Cette toile, découpée mécaniquement dans la forme voulue, est solidement cousue, à l'aide d'un fil de chanvre tanné, très résistant, dans les trous qui entourent les parties ajourées, ainsi qu'autour des bandelettes métalliques intermédiaires. En arrière, au niveau de la base d'application, elle est fixée au-dessous du ruban de cuir, dont la densité et l'épaisseur font obstacle à la pénétration et à la sortie accidentelle des fils qui la constituent.

Cette surface est pleine en dedans et considérablement réduite : elle y donne attache en haut à la partie latérale de la pièce médiane, qui y est fixée à l'aide de trois rivets : elle forme en bas une gouttière située entre le bord de l'échancrure nasale et l'enchâssure des verres; au fond se voient les trous, au travers desquels la pièce de cuir nasale est cousue. Sa face postérieure est recouverte en dedans et en bas d'un vernis noir et mat, pour garantir l'œil contre les réflexions de lumière à l'intérieur des lunettes.

c **Verres.** — Les verres ovales, qui garnissent la petite base des pièces latérales, sont ou géométriquement *plans*, ou dérivés de cette forme par la substitution à ses deux faces planes de deux surfaces sphériques convexes ou de deux surfaces sphériques concaves : les premiers ne rapprochent, ni n'écartent les uns des autres les rayons lumineux incidents, qui en émergent parallèlement à leur direction primitive (*verres plans proprement dits*) : les seconds les font converger (*lentilles* ou *verres biconvexes* ou *positifs*) ou diverger (*lentilles* ou *verres bi-concaves* ou *négatifs*). Nous leur avons donné de grandes dimensions, 0,050 mm de grand axe sur 0,040 mm de petit axe. Les verres plans sont taillés dans des lames de verre, dites glace; ils ont de 4 à 5 mm 1/2 d'épaisseur; leurs faces sont parfaitement polies et parallèles et leur matière est d'une homogénéité et d'une transparence absolues, sans stries, bulles, ni défauts; leur poids est d'environ 15 grammes. Les verres bi-convexes ou bi-concaves sont travaillés avec soin et d'une substance irréprochable. Leur force réfringente étant presque toujours limitée, pour l'atelier, entre 1 et 4 dioptries, nous avons pu facilement maintenir l'épaisseur de leurs bords à 0,003 mm 1/2 (verres positifs) et 0,004 mm (verres négatifs), aux extrémités du grand axe; celle de leur centre à 0,004 mm 1/2 au maximum (verres positifs) et 0,002 mm 1/2 au minimum (verres négatifs) et leur conserver la résistance nécessaire à leur rôle protecteur, sans variation sensible de la profondeur de la chambre à air.

La *monture* (fig. 1), dans laquelle ils sont enchâssés, représente un anneau, de 0,004 mm de largeur, composé de huit *segments* indépendants, susceptibles d'être déjetés en dehors ou en dedans et d'être toujours mis en contact parfait avec le verre. De son bord postérieur se détachent huit petites lamelles (*crochets postérieurs*), qui correspondent aux intervalles des segments et offrent un appui solide à la face postérieure du verre; son bord antérieur donne naissance à quatre petits prolongements (*crochets antérieurs*), placés aux extrémités du grand axe et du petit axe et repliés sur la face antérieure, pour maintenir le verre en avant. Le bord postérieur se continue avec la surface pleine ou ajourée des lunettes. La face interne est recouverte, dans sa moitié inférieure, d'un vernis noir et mat pour prévenir les réflexions de lumière. La monture et le verre n'ont pas une *direction* parfaitement transversale : l'extrémité externe du grand axe est inclinée en bas et le petit axe est porté en arrière par son extrémité inférieure. Il en résulte une inclinaison notable en bas de la face antérieure du verre, dans une position de la tête intermédiaire à l'extension et à la flexion, et un déplacement du champ visuel dans cette direction et vers le plan antérieur du corps, ayant pour but de faciliter le travail de l'ouvrier. Dans la vision en bas, les rayons lumineux incidents, dirigés vers l'œil, se rapprochant davantage de la direction normale à la surface du verre, subissent une moindre réflexion et parviennent en plus grande quantité au fond de cet organe.

L'intervalle, qui sépare les verres, entre leurs points les plus rapprochés (fig. 4), est de 0,025 mm. Leur *champ visuel* est, pour chaque œil, de 78° dans le sens horizontal et de 67° dans le sens vertical. Leur champ visuel *binoculaire* est de 90° dans le sens horizontal. La *partie commune* aux deux champs visuels monoculaires des verres est de 65° dans sa plus grande dimension horizontale et la largeur de sa base de 0,270 mm à 0,25 c du plan tangent au centre des deux cornées, de 0,335 mm à 0,30 c, de 0,460 mm à 0,40 c, distances habituelles des instruments du travail. Leur point initial d'entrecroisement ou *point PP*, le plus rapproché possible de la vision binoculaire, est à 0,042 mm de ce plan (sommet de *l'angle optique maximum* de ces lunettes).

Pour la détermination des champs visuels, nous avons tenu compte d'une distance de 0,065 mm entre les centres des globes oculaires et de la situation de leur centre optique à une petite distance en arrière de la face postérieure du cristallin.

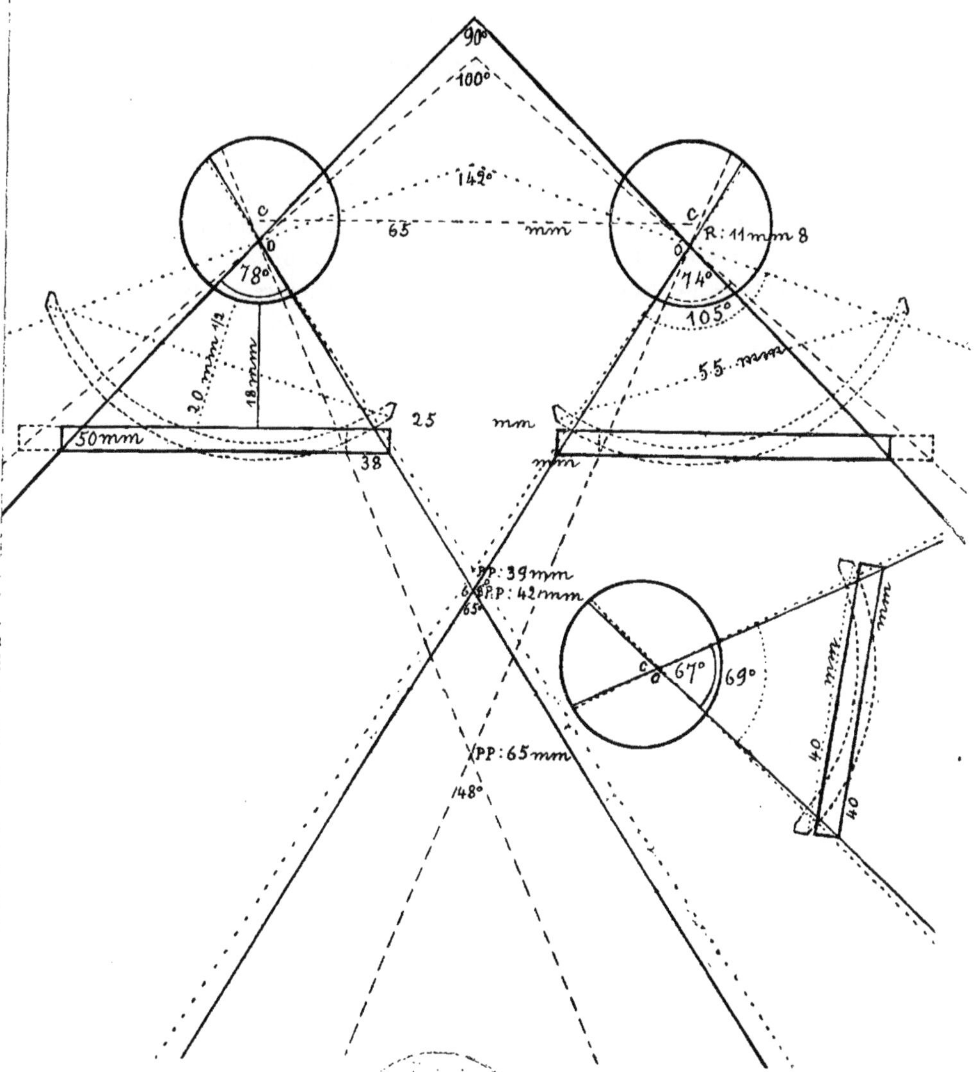

ig. 4. — Champs visuels des lunettes d'atelier et des lunettes de route. — C yeux. O leur centre optique. R leur rayon. Lignes continues : erres plans des lunettes contre les éclats et les projections. Lignes de traits : verres plans des lunettes contre les poussières. Lignes de points : erres-coquilles plans des lunettes de route.

**

B

PIÈCE MÉDIANE (fig. 1).

Formée d'une lame d'argentan, de 0^{mm},8 d'épaisseur, résistante et suffisamment malléable, elle se compose de deux *parties latérales* réunies par une *partie moyenne*. Celle-ci, inclinée à 45°, fortement concave en arrière et en bas, circonscrit par son bord inférieur le sommet arrondi de l'échancrure nasale. Elle constitue pour elle et pour la base d'application une *courbe de flexion*, ayant pour but d'augmenter ou de diminuer à volonté leur concavité et d'obtenir toujours une adaptation parfaite des lunettes aux parties sous-jacentes. Les deux premières, moulées sur les parties correspondantes, non ajourées, de la surface des pièces latérales, y sont solidement fixées par trois rivets. Au niveau de leur continuité avec la partie moyenne, elles offrent une série de quatre trous, correspondant aux trous de la base d'application et au travers desquels est cousue la pièce de cuir nasale.

C

MOYENS D'ATTACHE (fig. 3).

Les lunettes sont maintenues au-devant des yeux par une *bande élastique*, de 0,015 mm de largeur, passant sur les tempes, au-dessus des oreilles et sur le derrière de la tête, cousue à l'une de ses extrémités sur le petit prolongement rectangulaire gauche de la base d'application et pourvue à l'autre extrémité d'un *anneau métallique*, de 0,015 mm de diamètre, fixé par une épingle de sûreté, par conséquent mobile, et s'engageant avec facilité dans le long crochet d'une *agrafe* cousue sur le petit prolongement rectangulaire droit. Sa longueur, essentiellement variable, doit toujours être calculée de manière à ne produire *aucune pression*, tout en conservant une application exacte.

D

FONCTIONNEMENT

Sans nous inquiéter de la forme, ni des modèles antérieurs, nous avons cherché dans les lunettes, que nous venons de décrire, tout ce qui pouvait assurer l'*efficacité* et la *commodité*.

Leurs verres, plans ou à foyers, de 3 mm 1/2 à 5 mm 1/2 d'épaisseur, sont très résistants; leur toile métallique, d'une finesse de mailles proportionnée au volume des éclats et formée d'un fil solide, ne peut se laisser pénétrer; la protection enfin est périphérique et complète : elles sont *étanches* pour les éclats et les projections solides, incandescents ou non, quelle que soit leur direction.

Leur base d'application, conformée comme les régions péri-orbitaires, sur lesquelles elle repose, s'y *adapte parfaitement*, peut et doit n'exercer *aucune pression* sur leurs vaisseaux ni sur leurs nerfs et ne provoquer *aucune sensation douloureuse, aucune gêne* tensive de l'œil. Sa situation excentrique, à quelque distance de la circonférence de la base de l'orbite, met l'organe de la vue et ses parties accessoires (paupières, glandes, muscle orbiculaire, etc.) à l'abri de toute offense de la part de l'appareil, en même temps que la largeur, l'inclinaison et la mobilité atténuées des surfaces de support assurent la *stabilité* de l'instrument, même dans les mouvements, professionnels (action de viser) ou involontaires et complètent ainsi ses qualités de protection (quand les lunettes se déplacent, l'œil peut se découvrir et être blessé). Son indépendance et sa malléabilité, la possibilité de la déjeter en dedans ou en dehors, suivant une courbe plus ou moins régulière, par des pressions méthodiques, exercées avec les doigts, la facilité avec laquelle on peut augmenter ou diminuer sa concavité en augmentant ou diminuant la concavité postérieure de la partie moyenne de la pièce médiane, remplissant le rôle de courbe de flexion, permettent de mettre ses courbures en rapport exact avec les courbures des régions correspondantes et de réaliser l'*adaptation parfaite des lunettes à toutes les figures*. (Pas d'accumulation de poussière entre la base d'application et la peau).

L'échancrure nasale peut être élargie ou rétrécie selon la largeur du nez, grâce à la courbe de flexion constituée par la partie moyenne de la pièce médiane. La pièce de cuir, qui la garnit, susceptible d'être toujours très justement taillée en hauteur et en largeur suivant les dimensions de la saillie nasale, s'adapte aussi parfaitement et constamment à celle-ci, sans jamais gêner sa fonction, ni compromettre à son niveau l'étanchéité aux projections.

La *chambre à air* est suffisamment, mais non exagérément, *vaste* et *largement ventilée*. Elle facilite la respiration et les sécrétions des parties protégées et *empêche l'échauffement* de l'œil et tout trouble consécutif. L'air impur, humide et chaud s'échappe avec facilité par les parties supérieures de la surface ajourée, faisant appel d'air pur, sec et frais par ses parties inférieures; les sécrétions sudorale et lacrymale se volatilisent avec rapidité et abaissent encore la température (absorption de chaleur latente). La vapeur d'eau étant également entraînée par la ventilation, la *buée*, qui tend toujours à obscurcir la face postérieure des verres, est *réduite au minimum* (si, par un temps froid et humide, on avait à la craindre, il suffirait, pour la prévenir, de chauffer le verre pendant une minute, avant de mettre les lunettes). Enfin, bien que nous nous soyons préoccupé de mettre des verres à foyer à la disposition des ouvriers et de rendre facile leur substitution aux verres plans, les dimensions de cette chambre leur donnent la *faculté de porter des lunettes ordinaires*, au-dessous des lunettes d'atelier, non toutefois, il est juste de le dire, sans apporter une légère entrave à sa ventilation, entrave qui se traduit parfois au début par une minime condensation de vapeur d'eau sur les verres.

Le développement donné, dans toutes les directions, au *champ visuel des verres*, grâce à leur conformation, à leurs dimensions et à leur écartement calculé ; l'inclinaison de leur grand axe en dehors et en bas et de leur face antérieure en bas; le refoulement consécutif de ce champ visuel vers le plan antérieur du corps; la qualité irréprochable des verres, leur limpidité, l'absence de tout défaut, susceptible de faire dévier l'un des yeux, garantissent le *libre fonctionnement de la vue* et favorisent le travail de l'ouvrier à l'établi, à l'étau, etc. Les dimensions de la *partie commune aux deux champs visuels monoculaires des verres* lui permettent de guider librement son outil des deux yeux, au milieu d'une ligne entièrement accessible à leur perception et suffisamment étendue, étant donné surtout la rotation combinée, instinctive, de la tête et des yeux vers les objets regardés. La faible distance à laquelle le point le plus rapproché possible de la vision binoculaire se trouve du plan tangent au centre des deux cornées laisse à la *vision de près* toute son intégrité. Des verres à réfringence positive ou négative, parfaitement travaillés, faciles à mettre en place, fournissent le moyen de corriger convenablement la *presbytie*, l'*hypermétropie* ou la *myopie* du travailleur. Enfin l'existence autour des verres, au-dessus, au-dessous, en dehors et en arrière, d'une large surface ajourée et grillagée donne un *champ visuel complémentaire* presque égal, avec celui des verres, au champ visuel normal.

Les lunettes, fabriquées surtout en *aluminium rigide*, faiblement allié au cuivre, sont *légères* : elles pèsent, avec tous leurs accessoires, environ 65 gr, le poids des verres seuls étant supérieur à 30 gr. Elles sont suffisamment *solides* et peuvent, avec quelques précautions, durer très longtemps. La malléabilité du métal tolère le redressement des crochets antérieurs et le *remplacement des verres*, dont le nettoyage ne présente également aucune difficulté. L'indépendance de chacune de leurs parties constituantes donne liberté de les faire *réparer* par la première ouvrière venue, grâce à des instructions simples et précises, formulées à ce sujet. Elles *se posent* et *s'enlèvent* rapidement et avec la plus grande facilité.

Disons enfin que leur *forme*, commandée par l'observance rigoureuse des principes que nous avons exposés, par la nécessité surtout d'éviter toute compression dangereuse, d'assurer la stabilité et de ménager une chambre à air spacieuse, étonne plus par sa nouveauté qu'elle ne choque, et que leur saillie en avant est plus apparente que réelle, la chambre à air n'ayant qu'une dimension antéro-postérieure de 18 mm, bien que cette considération soit d'ordre secondaire et que la conception de l'esthétique soit notablement influencée par l'habitude et l'accoutumance.

E

ADAPTATION ET POSE

Nous avous vu que la forme, concave en arrière, de la base d'application des lunettes correspond exactement à la forme générale, convexe en avant, des régions frontale, temporales et malaires, auxquelles elle doit s'adapter. La configuration de ces parties est assez constante; mais elles présentent cependant des différences individuelles : leur courbure appartient à un rayon plus ou moins grand (le front est plus ou moins large); en outre, sa régularité peut être en défaut sur un ou plusieurs points, au milieu ou aux extrémités, où peuvent s'observer des surfaces plus ou moins convexes ou même planes ou concaves.

Or, comme il n'est pas fabriqué plusieurs numéros, de grandeurs différentes, ce qui serait du reste inutile, pour obvier cependant à ces variations et obtenir une adaptation parfaite à toutes les figures, il faut diminuer ou augmenter la courbure de la base d'application, quelquefois sur un ou plusieurs points seulement, en agissant, soit sur la partie moyenne, concave en arrière et en bas, de la pièce médiane, soit sur cette base elle-même rendue, par l'ajourage, indépendante sur toute son étendue, à l'aide de pressions méthodiques, prudentes et graduelles, exercées avec les doigts et portant exclusivement sur les parties à modifier.

Adaptation de la base d'application.

Si *le front est plus large* que les lunettes, diminuer d'abord la concavité de la partie moyenne de la pièce médiane (fig. 5), jusqu'à ce que l'*extrémité supérieure de la pièce de cuir nasale* touche l'espace situé

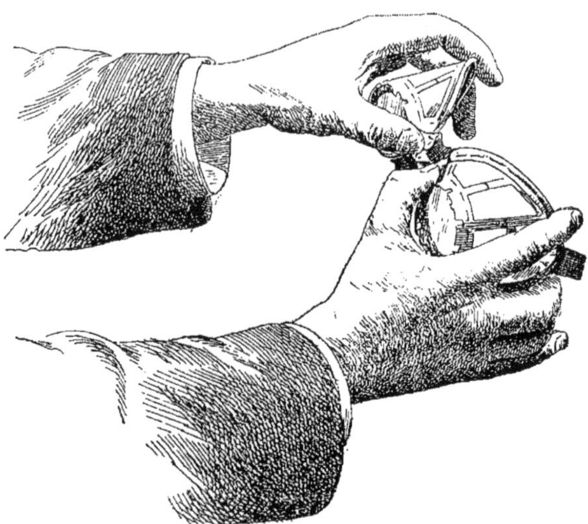

Fig. 5. — Diminuer la concavité de la partie moyenne de la pièce médiane.

Les pouces appuyés en avant de la partie moyenne de la pièce médiane, les index et les médius sur le bord libre des extrémités externes et postérieures de la base d'application, porter ces extrémités en avant et en dehors par un effort progressif et méthodique et jusqu'au degré voulu.

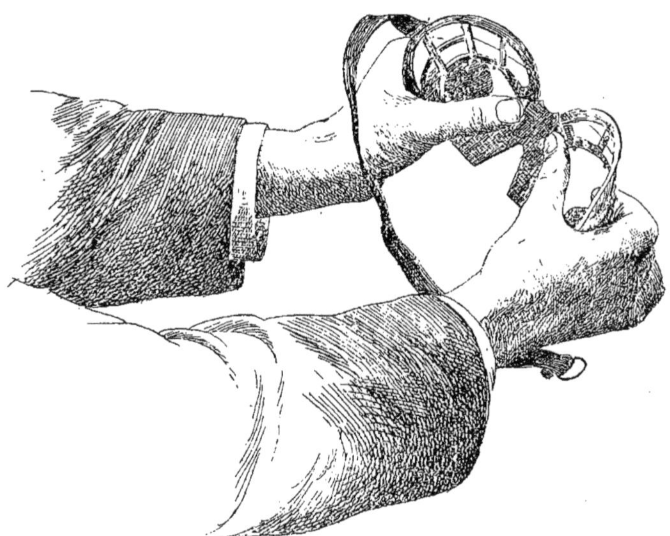

Fig. 6. — Augmenter la concavité de la partie moyenne de la pièce médiane.

Les pouces appuyés en arrière des parties latérales de la pièce médiane, les index et les médius en avant de la moitié externe de la monture des verres, porter cette moitié en arrière par un effort progressif et méthodique et jusqu'au degré voulu.

entre les sourcils (*espace intersourcilier* — bosse nasale) et ajuster ensuite, s'il le faut, les pièces latérales aux régions correspondantes, en refoulant la partie externe de la base d'application en arrière et en dedans (fig. 7).

Si *le front est plus étroit*, augmenter d'abord la concavité de la partie moyenne de la pièce médiane (fig. 6) jusqu'au degré voulu, l'extrémité supérieure de la pièce de cuir nasale ne devant jamais s'écarter de l'espace intersourcilier et compléter ensuite l'adaptation, si cela est nécessaire, en portant la partie externe de la base d'application en arrière et en dedans (fig. 7).

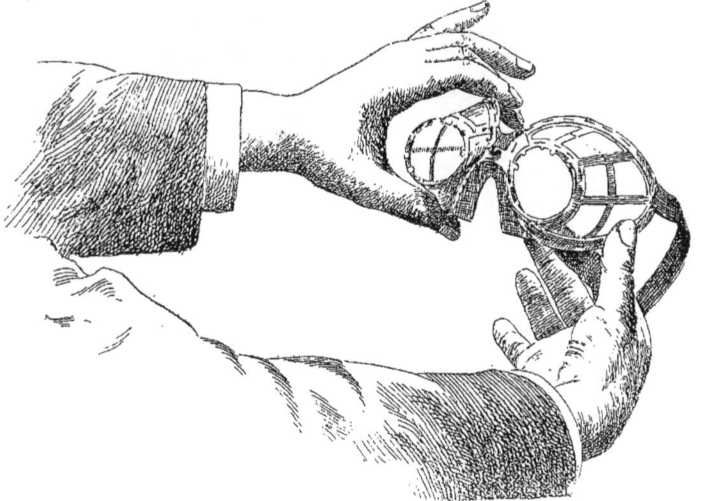

Fig. 7. — Augmenter la concavité de la base d'application, en refoulant sa partie externe en arrière et en dedans.

L'index appuyé à la face postérieure de la base d'application, sur le point, dont on veut augmenter la concavité, le pouce sur sa face antérieure, à deux centimètres en dehors de l'index, refouler la base d'application en arrière et en dedans avec le pouce, par un effort progressif et méthodique et au degré voulu.

Si *l'extrémité supérieure de la pièce de cuir nasale reste écartée de l'espace intersourcilier*, fait dû à une forme concave de ce dernier, avec ou sans convexité exagérée des parties latérales du front, diminuer la concavité de la partie moyenne de la pièce médiane (fig. 5), en augmentant (fig. 7) ou non celle des pièces latérales, jusqu'à contact de l'extrémité supérieure de la pièce de cuir nasale avec la peau et engagement complet du front, et corriger le déplacement consécutif en dehors ou en dedans des extrémités des pièces latérales, en refoulant à ce niveau la base d'application en arrière et en dedans (fig. 7) ou en avant et en dehors (fig. 8).

D'une manière générale, si *un point du contour* de la base d'application *appuie trop* sur une surface très convexe *et blesse*, ou *trop peu* sur une surface peu convexe ou plane *et bâille*, par des pressions méthodiques, exercées sur lui, augmenter (fig. 7) ou diminuer sa concavité (fig. 8) au degré voulu et conserver toujours ses dimensions à la base modifiée par des modifications en sens contraire de ses extrémités ou de la partie moyenne de la pièce médiane.

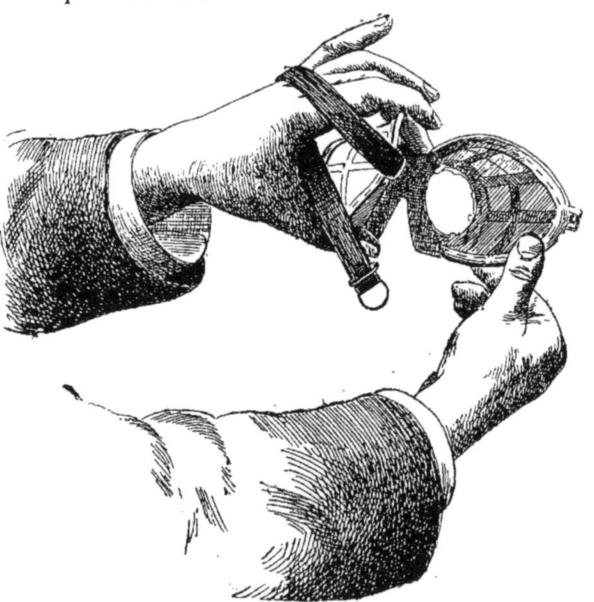

Fig. 8. — Diminuer la concavité de la base d'application, en refoulant sa partie externe en avant et en dehors.
L'index appuyé à la face antérieure de la base d'application, sur le point, dont on veut diminuer la concavité, le pouce sur sa face postérieure, à deux centimètres en dehors de l'index, refouler la base d'application en avant et en dehors avec le pouce, par un effort progressif et méthodique et au degré voulu.

Adaptation de l'échancrure nasale et de la pièce de cuir nasale.

L'échancrure nasale, élargie ou rétrécie au besoin (fig. 12), grâce à la courbe de flexion constituée par la partie moyenne de la pièce médiane, doit toujours être proportionnée au volume du nez. — *La pièce de cuir nasale* sera taillée (ciseaux), en hauteur et en largeur, selon la saillie et les dimensions transversales de cet organe, auquel elle doit s'adapter exactement, sans le comprimer, ni apporter d'entrave à sa fonction. Elle doit permettre aux lunettes de *descendre assez bas* sur lui, *pour apercevoir la poitrine* avec une flexion prononcée de la tête et du cou.

Adaptation de la bande élastique.

Enfin, la *longueur de la bande élastique* doit être déterminée avec précision, de manière à ne produire *aucune pression* de la base d'application sur les régions correspondantes (anneau mobile, fixé par une épingle de sûreté).

Pose.

Porter les lunettes plus haut ou plus bas sur le nez selon la commodité de la vue et les exigences du travail, le plus souvent assez bas pour découvrir la face antérieure du corps, en fléchissant la tête.

Relever les lunettes sur le front en dehors des opérations dangereuses.

F

ENTRETIEN. — RÉPARATION.

L'ouvrier maintiendra ses lunettes dans un état de propreté rigoureuse pour la sauvegarde de ses yeux. Les verres seront toujours nets et d'une transparence absolue; la vue, mais aussi l'œil souffriraient d'un état contraire : un morceau de linge en coton, très propre, sera réservé à ce nettoyage. Après chaque emploi, on essuiera les cuirs avec une certaine force, de manière à en enlever l'enduit graisseux; on époussétera et brossera la toile métallique, afin d'en chasser les poussières, d'en désobstruer les mailles et d'assurer la ventilation de la chambre à air; on les enfermera dans un tiroir propre, à l'abri des chocs et des souillures.

Les développements, dans lesquels nous sommes entré à propos de l'adaptation, montrent que nous sommes pour le précepte « *à chacun ses lunettes* ». En outre de l'urgence d'éviter la contagion des maladies fréquentes du nez, des sourcils et de la conjonctive (la simple sécrétion catarrhale, plus ou moins purulente, est elle-même dangereuse), on ne peut obtenir un bon fonctionnement de l'instrument qu'à cette condition.

Remplacement des verres.

Sans parler de leurs cassures, à la longue et à la suite des chocs subis, les verres se piquent et perdent leur transparence; la vision s'obscurcit :

on les remplacera sans retard par des verres nouveaux. Les crochets antérieurs seront relevés et rabattus, à un degré suffisant, en se servant de la pointe d'un couteau, par exemple, et avec précaution, de peur de les briser. La monture sera exactement ajustée au bord du verre, soit en modifiant, avant de le poser, par quelques pressions exercées sur elle avec les doigts, les diamètres de son ouverture pour les mettre en rapport avec ceux de ce dernier, soit en écartant ou rapprochant suffisamment de son centre et au préalable encore ses différents segments, ou les rabattant après coup, à l'aide d'une pince à mords plats. On veillera à ce que la face postérieure des verres appuie fermement et uniformément sur les crochets postérieurs. On opérera de même, s'il s'agit de remplacer les verres plans par des verres bi-convexes ou bi-concaves.

Remplacement des accessoires (toiles métalliques, pièce de cuir nasale, bordures de cuir, bande élastique garnie).

Ces différentes parties sont indépendantes et peuvent être remplacées au fur et à mesure de leur usure ou de leur souillure : elles sont livrées toutes préparées, afin que la première personne venue puisse facilement les poser.

Remplacement de la toile métallique.

La toile métallique, de numéro variable, en rapport avec la grosseur des éclats dans chaque industrie, découpée d'avance, est cousue la première dans les trous qui bordent de tous côtés la partie ajourée, ainsi qu'autour de ses bandelettes antéro-postérieures, avec un fil de chanvre, tanné, très solide et bien serré, allant d'un orifice à un autre et alternativement d'avant en arrière et d'arrière en avant. Il est bon de lui donner préalablement la forme voulue, soit par des pressions exercées avec les doigts, soit, mieux, en la passant légèrement sur le bord d'une table. Elle sera étroitement appliquée sur le métal des lunettes, surtout au niveau des bords (qu'elle ne dépassera pas) et des creux, où le contact sera plus parfaitement obtenu par des pesées pratiquées sur elle, en glissant dans le sens de ses fils, avec le bord mousse des ciseaux. Les nœuds, assez gros, à cause du diamètre des trous, seront toujours évités ou placés en avant, pour ne pas blesser la peau, même sous la bordure de cuir. (Ils peuvent être remplacés par une ligature, avec croisement simple du fil, passant du trou par-dessus le bord libre). (On coupera les fils métalliques qui dépassent les bords).

Remplacement de la pièce de cuir nasale.

La pièce de cuir nasale, également découpée et percée d'avance, sera cousue ensuite et de même dans les trous qui bordent l'échancrure nasale, l'aiguille ne piquant jamais à côté des trous, afin de conserver la régularité de sa position. Son trou le plus élevé répond au deuxième trou au-dessus du trou le plus élevé des parties latérales de la pièce médiane. Ici toujours, éviter les nœuds en arrière et commencer la piqûre du cuir au deuxième trou et en avant.

Remplacement de la bordure de cuir.

On coudra, en troisième lieu, dans les trous de la base d'application, la bordure de cuir, formée pour chaque pièce latérale, d'une bandelette, de 15 mm de large, fendue au milieu de sa largeur pour laisser passer le prolongement rectangulaire, posée à cheval sur le bord libre de la base d'application, par-dessus la toile métallique soigneusement rabattue, et débordant également sur ses deux faces. Ses extrémités sont juxtaposées et raccordées en avant et en arrière, par un point, à la pièce de cuir nasale. (Le fil passe directement de l'une à l'autre, sans nœud).

Remplacement de la bande élastique garnie.

On terminera par les *moyens d'attache* que l'on fixera, l'*agrafe à long crochet*, tourné en avant, sur le prolongement rectangulaire droit; la *bande élastique*, par une de ses extrémités, sur le prolongement rectangulaire gauche, l'autre bout étant muni d'un *anneau*, de 15 mm de diamètre, retenu par une petite *épingle de sûreté* et par conséquent mobile à volonté.

Déformations.

Elles seront aisément évitées, en prenant quelques précautions; en ne .aissant pas les lunettes errer au milieu des outils; en les serrant, après chaque emploi, dans un endroit réservé à cet usage. On y remédiera, en se rappelant la forme des parties et en se guidant sur celle des régions, auxquelles elles doivent s'adapter.

Brisures.

Il est possible, avec quelque ingéniosité, de réparer bien des solutions de continuité de la charpente métallique des lunettes. La seule, que l'on doive prévoir et dont il est intéressant d'indiquer la réparation, est la *brisure des crochets antérieurs.* Ils seront facilement remplacés (fig. 9) par une petite lamelle, de cuivre ou d'argentan, de $0^{mm},5$ d'épaisseur, de 3 mm de largeur et de 16 mm de longueur, exactement appliquée à la surface externe de la monture du verre, passant par une fente de 3 mm de longueur, sur $0^{mm},5$ de largeur, que l'on pratiquera au niveau de la partie brisée, à 1 mm de la monture, dans la bande limitant en avant la surface ajourée, et recourbée enfin, d'abord contre la face interne de cette bande, puis à angle droit, sur une ongueur de 3 mm environ, contre les faces antérieure et postérieure du verre.

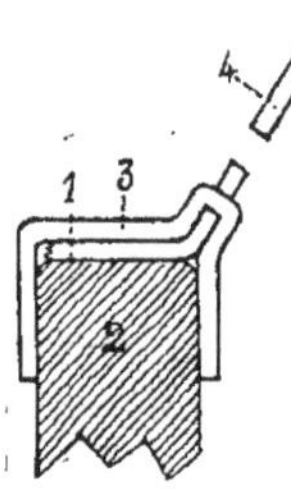

Fig. 9. — Réparation des crochets antérieurs. — 1 Monture du verre. 2 Verre. 3 Lamelle de remplacement des crochets antérieurs. 4 Bande limitant en avant la surface ajourée.

2° Lunettes contre les poussières.

Elles sont presque toujours portées réunies au respirateur contre les poussières : aussi, tandis que leurs *pièces latérales* sont les mêmes que celles des lunettes précédentes, leur *pièce médiane*, conformée pour leur raccordement avec cet appareil, est tout à fait *spéciale.* Elle ne diffère du reste de celle des lunettes contre les

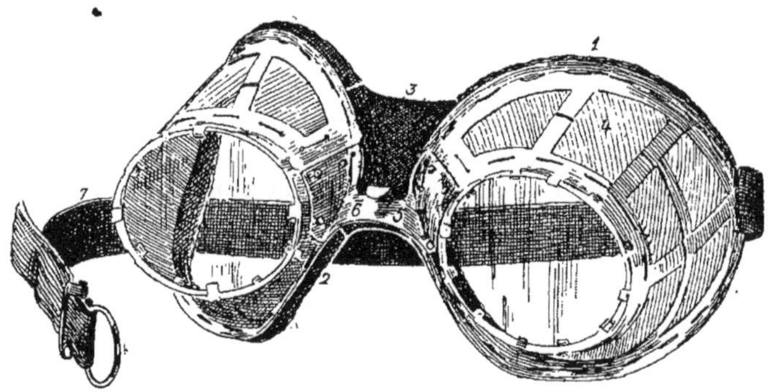

Fig. 10. — Lunettes contre les poussières. — 1 Base d'application et ruban de feutre. 2 Echancrure nasale et ruban de feutre. 3 Pièce de feutre frontale. 4 Surface ajourée et toile de lin. 5 Partie moyenne de la pièce médiane. 6 Languette recourbée maintenant la ligature, qui relie les lunettes au respirateur. 7 Bande élastique.

éclats que par sa *partie moyenne*, de dimensions transversales plus considérables, comportant une *plus large échancrure nasale* adaptable au respirateur, avec des *verres à 0,038 mm d'écartement.* Cette partie moyenne est concave aussi en bas et en arrière ; son bord inférieur circonscrit également le sommet arrondi de l'échancrure nasale, mais son bord supérieur présente, en son milieu, une *languette*, recourbée en avant et en bas (fig. 10), dont la concavité inférieure maintient la *ligature* destinée à immobiliser la coaptation des lunettes et du respirateur (fig. 11). Celles-là sont, comme celui-ci, toujours en aluminium, et ce métal donne à leur ensemble une extrême légèreté.

La *base d'application* (fig. 10) est bordée sur presque toute son étendue, y compris les bords de l'échancrure nasale, avec un *ruban de feutre*, de 0,01 c de large, de 0,006 mm d'épaisseur, qui ne recouvre que sa face postérieure et dépasse son bord libre de 0,002 mm. Au-dessus de la partie moyenne de la pièce médiane, ce ruban est remplacé par une pièce de feutre, qui réunit les bords des pièces latérales, au niveau de la partie inférieure du front (espace intersourcilier). Cette « *pièce de feutre frontale* » a une forme triangulaire; son sommet inférieur, tronqué et concave, repose sur la *petite courbure supérieure* du respirateur, en arrière de son levier, et se juxtapose là au ruban de feutre de cette petite courbure; sa base s'applique à la peau du front. Cette bordure spongieuse, molle, élastique rend, si cela est possible, son adaptation encore plus parfaite, son contact encore plus doux, garantit davantage les régions sous-jacentes contre toute compression, même avec une tension un peu plus grande de la bande d'attache et réalise une *étanchéité absolue* des lunettes en arrière, non seulement par rapport aux *poussières*, mais encore à l'égard des *liquides* et même des *vapeurs* et des *gaz*. (Il ne peut même se produire d'accumulation de poussière entre la base d'application et la peau).

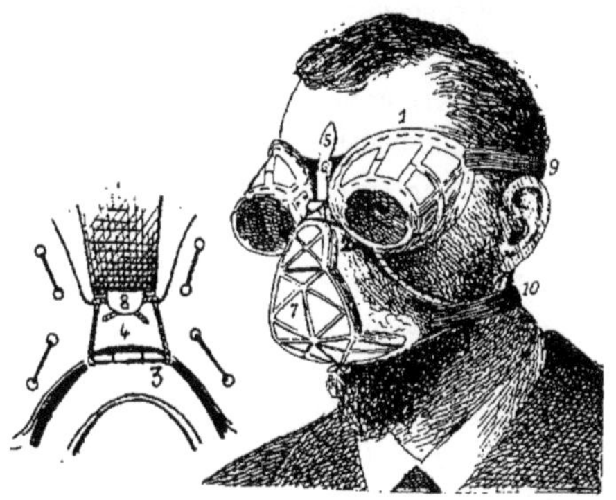

Fig. 11. — Lunettes contre les poussières, adaptées au respirateur. — 1 Leur base d'application garnie de feutre. 2 Leur échancrure nasale, bordée de feutre et ajustée à la moitié supérieure du respirateur. 3 Charnière du respirateur. 4 Partie moyenne de la pièce médiane des lunettes. 5 Levier du respirateur (sa courbe de flexion est cachée par la partie moyenne de la pièce médiane des lunettes). 6 Orifices d'attache de sa bande élastique supérieure, enlevée. 7 Surface ajourée de sa porte treillissée. 8 Languette recourbée de la partie moyenne de la pièce médiane des lunettes, maintenant la ligature, qui relie les deux appareils. 9 Bande élastique des lunettes. 10 Bande élastique inférieure du respirateur.

L'*échancrure nasale* (fig. 10) a une forme et des dimensions *calquées* sur celles de la moitié supérieure du respirateur n° 2, le plus usité, auque elle s'*adapte* avec précision. (Les moitiés supérieures des respirateurs nos 1 et 3 ont une forme semblable, mais des dimensions transversales légèrement plus faibles : l'échancrure nasale doit être légèrement rétrécie pour s'y ajuster exactement). La partie moyenne de la pièce médiane, qui en forme le *sommet*, se loge entre la charnière et l'extrémité inférieure du levier du respirateur, son bord inférieur, contigu à la charnière, prenant appui sur le fond de cet espace creux, sa face postérieure s'appliquant étroitement contre la face antérieure de la courbe de flexion du levier. La languette de son bord supérieur soutient, sur sa face inférieure, le nœud de la *ligature* destinée à relier les deux appareils et à maintenir *immuable leur adaptation parfaite*, même dans les mouvements les plus violents et les plus désordonnés, au point qu'ils ne paraissent constituer qu'un seul et même protecteur. Les *bords* de l'échancrure nasale reposent sur les faces latérales du respirateur, des extrémités de sa charnière au 6me trou de ses courbes latérales (en comptant à partir de l'angle formé par ces dernières avec la petite courbure supérieure), ne laissant entre ces faces et eux qu'un étroit interstice, toujours voilé en arrière par leur ruban de feutre, organe complémentaire, mais essentiel, de l'*étanchéité* des lunettes, au niveau de la ligne de juxtaposition des deux instruments. La traction de la *bande élastique* des lunettes maintient leur adaptation avec une force suffisante, se transmet au respirateur par l'intermédiaire de la partie moyenne de la pièce médiane, immobilisée par la ligature, applique convenablement sa petite courbure supérieure contre l'angle naso-frontal et rend inutile sa bande élastique supérieure. (On enlève cette bande, lorsque l'on doit porter les lunettes en même temps que le respirateur).

La *surface ajourée* des lunettes est doublée d'une *toile de lin*, écrue, peu salissante, forte, bonne conductrice de la chaleur et qu'il est toujours possible de choisir *imperméable aux poussières* les plus fines, telles que les poudres pharmaceutiques, passées au tamis de soie n° 140 et surtout la poudre de lycopode, mais *perméable à l'air et à la vapeur d'eau*, de manière à permettre la *ventilation* de la chambre à air, par le même mode qu'avec la toile métallique. L'aération, forcément, n'est pas aussi active qu'à travers celle-ci; mais elle est suffisante pour empêcher l'échauffement des yeux et la condensation de la vapeur d'eau à la face postérieure des verres, grâce beaucoup aussi aux dimensions antéro-postérieures de la cavité intermédiaire, dont l'enveloppe, de nature surtout végétale, s'échauffe lentement, par suite de son éloignement des yeux et de la peau, mais se refroidit rapidement par rayonnement (pouvoir émissif intense) et contribue également à son équilibre de température avec l'extérieur.

Les *verres*, toujours plans, bi-convexes ou bi-concaves, sont les mêmes que ceux des lunettes contre les éclats. Ils ont la même épaisseur : elle ne nuit pas à la netteté de la vue, garantit leur solidité, vu leurs grandes dimensions, et leur permet de résister aux chocs accidentels. L'intervalle, qui les sépare, est de 0,038 mm : cet écartement est commandé par l'usage simultané des lunettes et du respirateur et la nécessité de leur adaptation. Leur *champ visuel* (fig. 4) est, pour chaque œil, de 74° dans le sens horizontal et de 67° dans le sens vertical. Leur *champ visuel binoculaire* est de 100° dans le sens horizontal. La *partie commune* aux deux champs visuels monoculaires des verres est de 48° dans sa plus grande dimension horizontale et la largeur de sa base de 0,165 mm à 0,25 c du plan tangent au centre des deux cornées, de 0,210 mm à 0,30 c, de 0,295 mm à 0,40 c, distances habituelles des instruments du travail. Leur point initial d'entre-croisement ou *point PP*, le plus rapproché possible de la vision binoculaire, est encore à 0,065 mm seulement de ce plan (sommet de l'*angle optique maximum* de ces lunettes). Enfin l'existence autour des verres d'une large surface ajourée et notablement perméable à la lumière donne un *champ visuel total* presque égal au champ visuel normal.

La présence du respirateur dans la partie inférieure du champ visuel oblige à fléchir la tête pour apercevoir le plan antérieur du corps.

Les divers segments de la monture sont minutieusement appliqués sur leurs bords et la poussière ne peut pénétrer à leur pourtour (*étanchéité*).

Ces lunettes contre les poussières réunissent donc tout ce qui peut assurer leur *efficacité* : adaptation parfaite et étanchéité à la base, pour toutes les figures et au niveau de l'échancrure nasale, pour les trois numéros du respirateur ou pour le nez, quelle que soit sa configuration; imperméabilité aux poussières de la toile de lin de la surface ajourée; étanchéité de la monture des verres.

Leur *commodité* n'a pas moins été l'objet de notre préoccupation, bien que le port combiné de cet appareil de préservation et du respirateur impose à la face des conditions bien anormales. Leur adaptation absolument parfaite et douce, l'absence de toute douleur et de toute gêne fonctionnelle, même avec une pression modérée, leur stabilité, le défaut d'échauffement des yeux et de buée à la face postérieure des verres (les chauffer légèrement pour la prévenir, avant de mettre les lunettes, par les temps froids), grâce aux dimensions de la chambre à air et à sa ventilation suffisante, la possibilité de porter sous leurs verres des lunettes ordinaires, l'étendue de leur champ visuel et le bon fonctionnement de la vue, avec l'aide, au besoin, de verres à foyer, leur légèreté, la facilité et la rapidité, avec lesquelles elles s'adaptent au respirateur d'une manière immuable, se posent avec lui sur la figure et s'enlèvent, la possibilité enfin de leur réparation par la première ouvrière venue donnent à ces lunettes un *maximum de qualités pratiques* et permettent d'associer, sans trop de gêne, la protection des yeux à celle des voies respiratoires et digestives dans les industries à poussières dangereuses.

ADAPTATION et POSE DES LUNETTES CONTRE LES POUSSIÈRES ET DU RESPIRATEUR RÉUNIS.

Les lunettes contre les poussières se portant presque toujours réunies au respirateur, l'adaptation simultanée des deux instruments comporte trois opérations secondaires :

1° Adaptation du respirateur à la figure. (Voir nos « Instructions pour l'emploi » du respirateur contre les poussières.) — Elle doit être faite avec beaucoup de soin; elle doit être *parfaite* et la *fermeture* de la cavité du respirateur, en arrière, doit être *hermétique, surtout au niveau du nez*, afin d'empêcher complètement l'air expiré de pénétrer dans la chambre à air des lunettes et la vapeur d'eau, qu'il contient, de se condenser et de former buée à la face postérieure des verres. La *bande élastique supérieure* étant remplacée dans sa fonction par celle des lunettes devient inutile dans ce cas et doit être *enlevée*. L'*ouate* ne dépassera pas les bords de la porte treillissée, dans sa moitié supérieure, afin de ne pas gêner la mise en place des lunettes.

2° Adaptation des lunettes contre les poussières à la figure. — Elle se fait comme celle des lunettes contre les éclats et les projections (voir ch. III, 1°, E) : on prendra pour *guide*, au lieu du *bord supérieur* de la pièce de cuir nasale, celui *de la pièce de feutre frontale*, que l'on devra constamment maintenir appliqué à l'espace intersourcilier. La longueur de la *bande élastique* sera telle qu'elle ne produise qu'une *pression très modérée* de la base d'application sur les régions correspondantes. Sa traction se transmet, par l'intermédiaire de la partie moyenne de la pièce médiane, à la petite courbure supérieure du respirateur et l'applique contre la racine du nez.

3° Adaptation des lunettes contre les poussières au respirateur. — Nous avons vu (fig. 11) que la forme et les dimensions de leur échancrure nasale sont calquées sur celles de la moitié supérieure du respirateur n° 2; que la partie moyenne de leur pièce médiane se loge entre la charnière et l'extrémité inférieure du levier du respirateur, son bord inférieur, contigu à la charnière, prenant appui sur le fond de cet espace creux, sa face postérieure s'appliquant étroitement contre la face antérieure de la courbe de flexion du levier; que les bords de leur échancrure nasale reposent sur les faces latérales du respirateur, des extrémités de sa charnière au 6ᵉ trou de ses courbes latérales, ne laissant entre ces faces et eux qu'un étroit interstice, toujours obturé en arrière par le ruban de feutre, qui les garnit; qu'enfin, une ligature solide immobilise dans leurs rapports

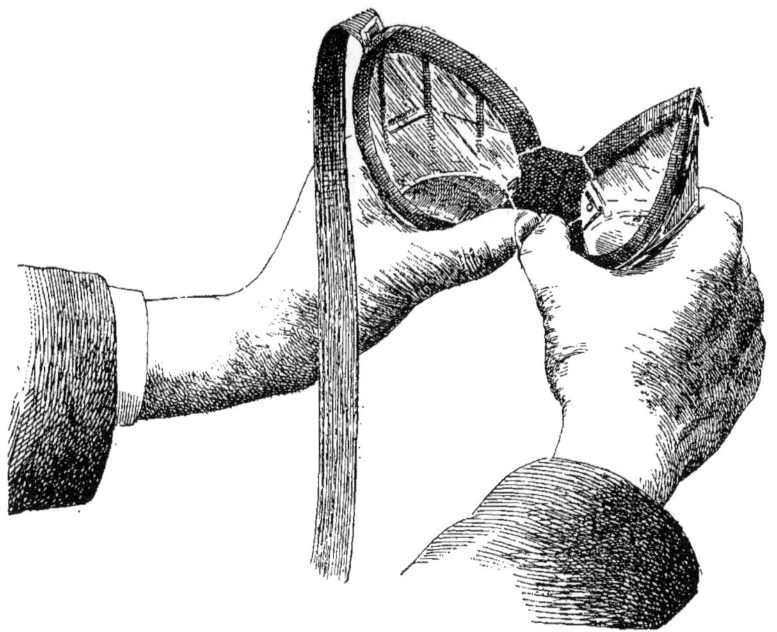

Fig. 12. — Elargir ou rétrécir l'échancrure nasale.
Saisir les lunettes, leur face postérieure tournée vers soi, les index embrassant les parties supérieure et externe de la monture des verres, les pouces accolés reposant sur les bords de l'échancrure nasale. Pour élargir l'échancrure nasale, porter ses bords directement en dehors avec les pouces; pour la rétrécir, les porter directement en dedans, en appuyant avec les index sur la partie supérieure de la monture des verres : dans les deux cas, exercer une pression modérée, graduelle et prudente.

les deux appareils, qui ne paraissent constituer qu'un seul et même protecteur.

Cette *ligature* doit être faite avec une ficelle résistante, bien tordue, convenablement cirée ou poissée, d'une grosseur médiocre (1 mm environ) et de 0,20 cm environ de longueur. La porte treillissée du respirateur étant relevée, placer le milieu de ce lien en avant de la charnière; disposer la feuille d'ouate dans la chambre filtrante et fermer la porte treillissée. Adapter alors les lunettes au respirateur, en faisant pénétrer le levier de celui-ci entre la partie moyenne de la pièce médiane et la pièce de feutre frontale de celles-là, disposant les lunettes sur le respirateur comme nous venons de le dire précédemment. (Veiller à ce que les extrémités du lien restent en avant des lunettes et à ce que le ruban de feutre des bords de l'échancrure nasale soit bien rejeté en arrière et ne s'interpose pas entre ces bords et le respirateur.) Les deux extrémités de la cordelette sont ensuite glissées et croisées derrière le levier, dans la concavité de sa courbe de flexion, après avoir passé sur la face antérieure et le bord supérieur de la partie moyenne de la pièce médiane, du même côté. Elles sont enfin ramenées et liées solidement en avant et au-dessous de la languette recourbée de ce bord. (Avoir bien soin, pendant ces manœuvres, de maintenir les deux appareils étroitement appliqués l'un contre l'autre par une pression exercée des lunettes sur le respirateur et tirer assez fortement la cordelette pour serrer convenablement la ligature.)

Si, à la suite des manœuvres nécessitées par l'adaptation à la figure de chacun de ces instruments, la *forme et les dimensions de l'échancrure nasale* ne correspondaient plus exactement à celles de la moitié supérieure du respirateur n° 2, ou si les lunettes devaient être adaptées aux respirateurs n° 1 ou n° 3, on ajusterait facilement et d'une manière précise ces appareils, en écartant ou rapprochant prudemment et au degré voulu, avec les mains ou autrement, les bords de l'échancrure nasale (fig. 12), qui serait ainsi convenablement élargie ou rétrécie.

POSE DES LUNETTES CONTRE LES POUSSIÈRES ET DU RESPIRATEUR RÉUNIS

Les lunettes étant adaptées au respirateur, saisir l'ensemble de la main gauche (fig. 13), le pouce sur la face latérale gauche du respirateur, les trois derniers doigts sur sa face latérale droite, l'index appuyé sur la languette recourbée de la partie moyenne de la pièce médiane des lunettes, et l'appliquer fermement sur les parties correspondantes de la figure, en exerçant ainsi une pression sur chacun des instruments. De la main droite, agrafer d'abord la bande élastique des lunettes, après l'avoir passée au-dessus des oreilles et derrière la tête, puis la bande élastique inférieure du respirateur, placée, elle, au-dessous des oreilles et sur la nuque.

ENTRETIEN. RÉPARATION (Voir ch. III, 1°, F).

C'est surtout pour les lunettes contre les poussières que l'époussetage, le brossage, principalement de la toile et du feutre, et le nettoyage des verres sont nécessaires après et souvent même, à plusieurs reprises, pendant chaque emploi, quand les poussières sont abondantes, pour en assurer la

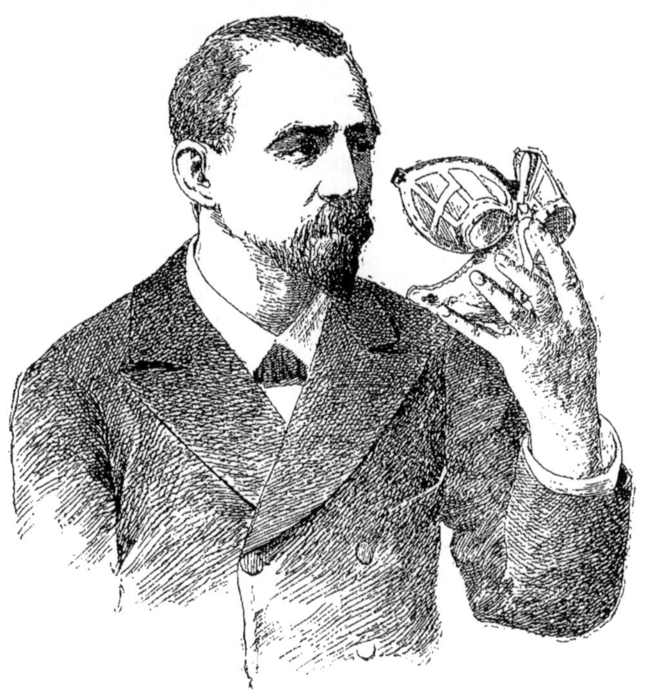

Fig. 13. — Pose des lunettes contre les poussières et du respirateur réunis.

propreté, maintenir l'*intégrité de la ventilation* de la chambre à air et le *libre fonctionnement de la vue*.

Leur *réparation* ne présente rien de bien particulier. (*Remplacement des verres et des accessoires :* toile de lin, pièce de feutre frontale, ruban de feutre, bande élastique, rarement pièce de cuir nasale ; — ces parties sont livrées toutes préparées).

La *toile de lin* est cousue comme la toile métallique, en prenant soin de la bien appliquer en dehors contre la face interne des bandelettes métalliques de la surface ajourée.

La *pièce de feutre frontale* est fixée comme la partie supérieure de la pièce de cuir nasale. Ses angles latéraux supérieurs correspondent aussi au milieu de l'intervalle, qui sépare le 2e du 3e trou au-dessus du trou le plus élevé des parties latérales de la pièce médiane; ses angles latéraux inférieurs répondent au milieu de l'intervalle des deux trous inférieurs de ces parties latérales. Elle se juxtapose et se raccorde par un point, au niveau de ces angles, au ruban de feutre de la base d'application.

Le *ruban de feutre* ne recouvre que la face postérieure de la base d'application, y compris celle des bords de l'échancrure nasale, sauf au niveau de la pièce de feutre frontale; il dépasse son bord libre de 0,002 mm. Il est cousu par-dessus la toile de lin avec un fil de chanvre, tanné, allant d'un orifice à un autre et alternativement d'avant en arrière et d'arrière en avant, et se raccorde à la pièce de feutre frontale, par un point, au niveau de ses extrémités.

Si, par exception, on désirait se servir des *lunettes seules* (non associées au respirateur), l'échancrure nasale devrait être, comme pour les éclats et les projections, et sans pièce de feutre frontale, garnie d'une *pièce de cuir*, très exactement taillée, en hauteur et en largeur, selon la saillie et les dimensions transversales du nez (sur lequel les lunettes *descendraient assez bas pour apercevoir la poitrine* avec une flexion prononcée de la tête et du cou), raccordée en haut et en bas, par un point, au *ruban de feutre* de la base d'application, réalisant encore à son niveau l'*adaptation parfaite* et l'*étanchéité absolue* de l'instrument. Mais, dans ce cas, l'on a tout avantage à se servir de la *monture des lunettes contre les éclats* et les projections, qui jouissent d'un champ visuel plus étendu en dedans (verres à 0,025 mm d'écartement). (Voir ch. III, 1°, F. Remplacement de la pièce de cuir nasale.)

3° Lunettes contre la lumière.

Elles ne diffèrent des lunettes contre les éclats et les projections que par la garniture de la surface ajourée et la couleur noire des verres.

Garniture de la surface ajourée. — Elle peut être formée par la *toile métallique* n° 70, *en fer nu,* noire par conséquent, ou recouverte d'un vernis noir mat, qui double la surface ajourée des lunettes contre les éclats et les projections et dont les mailles sont assez nombreuses (70 par 0,027 mm) et assez étroites ($0^{mm},25$ de largeur) pour intercepter la majeure partie des rayons lumineux obliques, dirigés vers l'œil.

Mais elle est constituée plus avantageusement peut-être par une *toile de lin*, *de couleur noire*, à mailles modérément serrées, presque imperméable aux rayons lumineux, mais perméable à l'air et à la vapeur d'eau, bonne conductrice de la chaleur, forte et beaucoup plus légère. Cette étoffe ménage une ventilation de la chambre à air, suffisante pour prévenir l'échauffement des yeux, la formation de buée à la face postérieure des verres et protège bien la vue.

Verres. — Ce sont des verres *noirs*, *dits fumés*, de teinte pure, dite *neutre*, c'est-à-dire sans nuance violette, bleue, verte, jaune ou rouge sous une notable épaisseur, et plus ou moins foncés, selon l'intensité des foyers lumineux, dont ils doivent préserver. Deux teintes suffisent, en général : l'une, plus légère, quoique assez prononcée, contre les foyers de moyenne intensité, comme les lampes à incandescence, par l'électricité, le gaz ou le pétrole, les lampes à acétylène, etc.; l'autre, plus foncée, contre les foyers de haute intensité, comme la lampe à arc, etc. Le choix de la teinte dépend du reste non seulement de la vivacité de la lumière, mais aussi de la sensibilité de l'œil et de la nature du travail. Ces verres ne laissent tamiser au travers de leur épaisseur qu'une lumière blanche très atténuée; ils n'émettent pas de rayons colorés, ni violets, ni rouges surtout; ils conservent donc aux objets leur *couleur naturelle*, qualité indispensable à beaucoup d'industries, et ne produisent *pas d'irritation de la rétine*, de cause chimique ou thermique. Semblables, quant au reste, à ceux des lunettes contre les éclats et les projections, ils peuvent être, comme eux, plans, bi-convexes ou bi-concaves. (Les variations d'épaisseur et les variations consécutives de teinte sur un même verre ou sur des verres d'une puissance réfringente différente rendent la solution moins satisfaisante pour les verres à foyer; mais on pourra toujours porter des lunettes ordinaires à verres à foyer incolores au-dessous des verres plans fumés; on obtiendra ainsi l'uniformité de teinte.)

Ces lunettes, ainsi que toutes les lunettes analogues, *ne conviennent pas* contre les *foyers de chaleur lumineuse, de grande intensité*, comme les fours de verreries, de fonderies, les feux de forges, les masses incandescentes de grand volume, etc. Leurs verres fumés, en effet, absorbent presque tous les rayons caloriques, obscurs ou lumineux, incidents, s'échauffent rapidement et émettent vers les yeux leur chaleur obscure, de plus en plus élevée et bientôt intolérable. Leur monture, formée de lames forcément très minces, pour éviter la lourdeur, devient, en un temps très court, brûlante sur ses deux faces et enserre l'œil dans une véritable étuve, non seulement lorsqu'elle est de nature métallique, mais même encore lorsque sa matière est mauvaise conductrice de la chaleur, comme le bois, le carton. Il en est de même de leurs tissus, qui, s'ils sont combustibles, flambent ou grillent avec rapidité. (Le thermomètre marque souvent, en effet, 60° à 2 mètres des fours.) Enfin, leur ventilation est toujours insuffisante : les parties sous-jacentes, chauffées tant par l'instrument qui les revêt que par leur mise en équilibre de température avec le reste du corps, se couvrent de sueur, dont l'évaporation, trop peu active pour les rafraîchir, suffit cependant à ternir d'une manière permanente la face postérieure des verres.

Nous décrirons plus tard un *protecteur spécial*, destiné à préserver les yeux, la tête et le cou des effets de la *chaleur rayonnante*, pendant le travail devant les feux.

Adaptation et **Pose. Entretien. Réparation.** (Voir lunettes contre les éclats et les projections. — La *toile de lin noire* est cousue comme celle des lunettes contre les poussières.)

4° Lunettes diverses.

La conformation de la monture, l'indépendance et la facilité de la mise en place des accessoires et des verres permettent d'approprier rapidement ces lunettes à la protection des yeux, dans un certain nombre d'industries spéciales.

Doublées d'une toile métallique noire (fer nu ou recouvert d'un vernis noir et mat) et pourvues de verres fumés, elles préserveront ces organes *à la fois* de la *lumière trop vive*, des *éclats et des projections* (bordure de cuir, pièce de cuir nasale).

Une toile de lin noire, à mailles suffisamment étroites, associée à des verres de même couleur et à une bordure de feutre, les protégera *en même temps contre les poussières et la lumière* (pièce de feutre frontale ou pièce de cuir nasale).

Une toile métallique, d'un tissu convenablement serré, arrêtera *également les poussières et les éclats* (bordure de feutre, pièce de feutre frontale ou pièce de cuir nasale).

Des lunettes *contre les liquides* irritants, caustiques, toxiques ou infectieux pourront être constituées avec des *doublures* en toiles de nature variable, inattaquables par ces liquides (lin, aluminium, amiante, etc.), composées de fils assez rapprochés pour arrêter les gouttes et molécules projetées, mais perméables encore à l'air et à la vapeur d'eau (ventilation) et des *bordures*, également inattaquables, qui réalisent l'étanchéité de leur base d'application (feutre, amiante, etc.), (pièce de cuir nasale).

Enfin, pour protéger les yeux *contre les vapeurs et les gaz*, on devra garnir la surface ajourée d'une *lame imperméable* à la vapeur ou au gaz nuisible en cause (toile dense, tissu caoutchouté, etc.) et assurer l'*étanchéité* de la base d'application (ruban de feutre, d'amiante, de caoutchouc, etc.), de l'échancrure nasale (pièce de cuir, de caoutchouc, etc., exactement ajustée; ruban de feutre, d'amiante, de caoutchouc et pièce frontale de même nature, si association des lunettes avec un respirateur contre les gaz et les vapeurs) et du pourtour du verre (ajuster aux verres les segments de la monture; luter au besoin).

La *ventilation* de la chambre à air doit être sauvegardée autant que possible par le choix d'une *doublure de la surface ajourée*, *appropriée* à chaque cas particulier (imperméabilité à la substance offensante [liquide) vapeur de basse tension]; perméabilité aux fluides d'une tension plus élevée [vapeur d'eau, air]; imperméabilité absolue, pour la préservation des gaz de haute tension [ventilation impossible, à moins d'injection d'air dans la cavité des lunettes]).

Les diverses parties constituantes de ces instruments doivent être choisies *inattaquables* par les corps chimiques (liquides, vapeurs ou gaz), auxquels elles sont opposées.

3° Résultats des essais des lunettes d'atelier.

Désireux de soumettre ces instruments à la critique de l'expérience, nous avons, dès le début de leur existence, fait essayer les lunettes contre les éclats et les projections, les plus fréquemment employées, dans diverses industries, notamment dans les usines Bouhey et dans les ateliers des Compagnies de chemins de fer du Nord et de P.-L.-M. Nous ne retiendrons que les résultats des essais faits à longue échéance dans les établissements Bouhey et qui, seuls, ont été suivis de plusieurs rapports officiels à l'Association des industriels de France contre les accidents du travail (3, rue de Lutèce, Paris). Ces rapports, sauf quelques observations de détail, immédiatement suivies des perfectionnements demandés, ont conclu à l'efficacité et à la commodité de ces lunettes Les essais ont démontré que leurs verres et leur toile métallique donnent une protection complète; que les premiers n'ont dû être changés que piqués et obscurcis par un très grand nombre d'éclats; que leur commodité est indiscutable, étant donné les difficultés de construction de semblables instruments. Leur adaptation à la figure est parfaite; elles ne provoquent ni douleur, ni gêne, ni échauffement des yeux, ni buée sur les verres (même devant les foyers de grande intensité : ouvrier retournant les charbons incandescents d'un grand foyer de machine à vapeur); leur ventilation est très active; leur champ visuel total (verres et toile métallique) est pour ainsi dire égal au champ visuel normal; la vue s'exerce librement, même de près. Si nous ajoutons qu'elles peuvent être munies de verres positifs ou négatifs; qu'elles permettent l'usage, sous elles, des lunettes ordinaires; que leur poids est modéré et ne donne lieu à aucune impression désagréable, à cause de leur large surface de soutènement; qu'enfin leur adaptation, leur pose, leur entretien et leur réparation sont faciles, nous aurons prouvé, nous l'espérons du moins, que nous avons fait tout notre possible pour les mettre à la hauteur des besoins de l'industrie et protéger efficacement et sans gêne les yeux de l'ouvrier.

Du reste, depuis deux ans, la vente en a été considérable et les demandes ont été souvent répétées de la part des mêmes maisons, ce qui confirme bien leurs qualités pratiques. En outre, le jury du Concours international de l'Exposition de Bruxelles, en 1897, nous a fait l'honneur de décerner à nos lunettes, comme à notre respirateur contre les poussières, la totalité des primes attribuables à ces appareils (Concours n° 44 [Lunettes contre les éclats et les projections] — Desideratum n° 17 [Respirateur contre les poussières] — Concours série n° 108 [Respirateur et lunettes contre les poussières]).

LUNETTES DE ROUTE

(Communication au Xe Congrès international d'hygiène, VIIIe section, hygiène des transports en commun, Paris, 1900).

I

DES **CAUSES DE MALADIES DES YEUX** RÉSULTANT DE DIVERS MODES DE LOCOMOTION (**automobiles, bicyclettes, chemins de fer,** ETC.) PRATIQUÉS, SANS MOYENS DE PROTECTION, DANS DE CERTAINES CONDITIONS (ROUTES POUDREUSES, BASSES TEMPÉRATURES, VENT FROID, SOLEIL ÉBLOUISSANT, ETC.).

Depuis quelques années, l'immense développement pris par le cyclisme, l'apparition des automobiles à mécanisme de plus en plus perfectionné, les progrès apportés à l'outillage des chemins de fer, le goût du tourisme ont donné au public la passion des *grandes vitesses*. De ces allures rapides, quel que soit le moteur, sur des routes quelconques, au milieu de nuages de poussière souvent, par toutes les saisons, par tous les temps et à toutes les heures, sont résultées pour le voyageur des conditions hygiéniques nouvelles, dont l'étude s'est imposée bientôt à l'esprit des médecins de toutes spécialités.

L'action de *l'air* sur les yeux mérite d'abord d'arrêter un instant l'attention. Qu'il soit modérément *froid* ou glacé, sec ou chargé *d'humidité*, pur ou imprégné de *principes irritants*, de particules salines par exemple; qu'il soit en repos et frappe le visage par le fait seul de la propulsion ou qu'il soit animé de grandes vitesses et fouette avec rage (*vents*), il agit sur l'œil, soit en lui soustrayant du calorique par simple contact, par pure conductibilité, ses couches se renouvelant sans relâche à sa surface, mais surtout par évaporation de liquide sudoral et lacrymal et absorption d'une chaleur latente considérable, soit en le percutant d'une manière incessante et souvent violente, soit enfin en le soumettant à l'excitation continue et prolongée de son principe oxydant ou des substances étrangères qu'il véhicule. Ces actions, isolées ou combinées, peuvent se traduire par un résultat uniforme, l'*irritation*, la *congestion* et l'*inflammation* consécutives.

Nous ne citerons que pour mémoire la *neige*, si souvent poussée par d'impétueuses rafales et la *grêle*, dont les éléments composants atteignent si fréquemment une force de chute et un volume dangereux. Le refroidissement intense et les contusions, qu'elles sont à même de provoquer, obligent à prémunir les yeux contre leurs atteintes.

La *poussière* constitue, sans conteste, le plus grand inconvénient des routes et des moyens de transport. Sa nature, la forme de ses particules, ses propriétés morbifiques varient à l'infini. Formée le plus souvent de *substances minérales*, émanées du sol du chemin ou des parties voisines, calcaire, sableuse, siliceuse, argileuse, chlorurée, marine, détachée de roches de toutes espèces, elle contient fréquemment aussi des *matières* d'origine *végétale* et *animale* (charbon, pailles, foin, balles et barbes d'épis, végétaux divers, excréments de l'homme et des animaux), mélangées d'*éléments organisés*, plus ou moins infectieux (champignons, algues, *microbes* de toutes variétés). Ses formes irrégulières, pointues, dentelées, à arêtes vives, sont un des motifs principaux de sa nocuité. Soulevée par le vent, par les voyageurs eux-mêmes ou par toute autre cause, elle pénètre abondamment dans les yeux, sur lesquels elle agit par irritation mécanique (simple contact, choc, irrégularités de surface), par des blessures microscopiques, par irritation chimique (chaux, plâtre, poussières ammoniacales, chlorurées ou marines) ou en vertu de ses propriétés infectieuses, donnant trop souvent naissance à l'*inflammation* et à la *suppuration* de leurs parties constituantes.

Quelquefois aussi, des corps plus volumineux, des *éclats* détachés des pierres de la route, sont projetés dans l'œil avec violence et donnent lieu à des *blessures* plus ou moins graves.

Signalons encore les *insectes* minuscules, les moucherons, dont les nuées infestent si fréquemment les chemins, corps étrangers particulièrement irritants par leurs poils ou par leurs sécrétions et dont la présence dans l'œil engendre des souffrances immédiates et consécutives très pénibles.

Enfin le *soleil*, dans certaines contrées et à certaines heures du jour, par son éclat éblouissant, l'extrême chaleur et l'activité chimique de ses rayons, constitue un compagnon aux générosités exagérées, aux manifestations trop ardentes et dont il faut absolument se préserver. L'*irritation* des parties superficielles et profondes de l'œil, véritable insolation, le spasme de l'iris et du muscle ciliaire, leur fatigue ou leur paralysie consécutives, les *troubles de l'accommodation*, la *presbytie précoce*, les *opacités cristalliniennes* quelquefois peuvent être les conséquences de son action excessive et prolongée et commandent de prendre à son égard de grandes précautions.

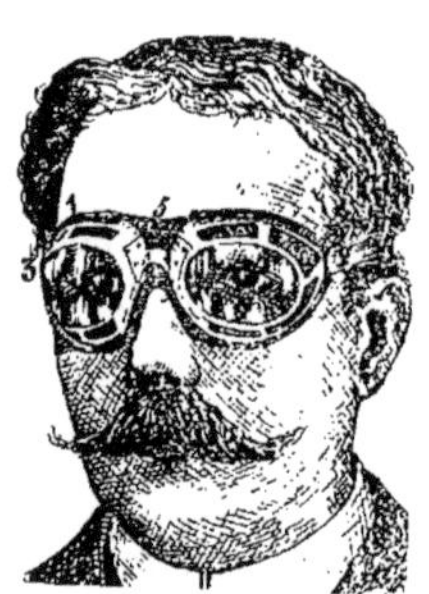

Fig. 14. — Lunettes de route. — 1 Base d'application et bordure de cuir. 2 Son prolongement rectangulaire gauche et bande élastique. 3 Son prolongement rectangulaire droit et agrafe à long crochet. 4 Pièce de cuir nasale. 5 Son extrémité supérieure. 6 Surface ajourée et toile métallique. 7 Verre et monture.

En résumé, les agents extérieurs, renforcés trop souvent par des tendances diathésiques, sont capables de provoquer, par irritation, chez le voyageur, des *blépharites*, des *conjonctivites*, des *dacryocystites*, des *kératites*, et, à la longue, des *troubles fonctionnels* pouvant aller jusqu'à la *presbytie* et la paralysie de l'accommodation, des *troubles nutritifs* des parties profondes parfois poussés jusqu'à la *cataracte*, sans compter les *blessures* et les *névralgies* péri-orbitaires.

II

DESCRIPTION DES LUNETTES DE ROUTE (fig. 14).

Le conseil de protéger les yeux contre des accidents si multiples et si fâcheux est donc parfaitement justifié. Mais les difficultés commencent quand il s'agit de le mettre judicieusement en pratique, de trouver des instruments protecteurs parfaitement aptes à la défense de l'organe, quel que soit l'ennemi, mais toujours respectueux de ses fonctions.

Les *principes de construction* des lunettes de route et les *conditions* qu'elles doivent remplir pour *protéger efficacement* les yeux, tout en restant *commodes* et n'occasionnant aucune gêne fonctionnelle, sont absolument les mêmes que pour les lunettes d'atelier (voir ch. II). Aussi *ressemblent-elles beaucoup aux lunettes contre les éclats et les projections*, que nous avons décrites précédemment et dont elles diffèrent seulement par les moindres dimensions de leur ensemble, leurs verres-coquilles, la partie de la monture qui les supporte et quelques détails d'accessoires.

La *base d'application* s'adapte parfaitement aussi aux régions péri-orbitaires, mais en général immédiatement au-dessus des sourcils et à 1 cm seulement de la circonférence de la base de l'orbite (*étanchéité* en arrière — *stabilité*). Sa largeur n'est que de 6 mm en arrière de la partie ajourée. Elle est bordée sur presque toute son étendue par un ruban de peau chamoisée, plus douce au contact que le cuir ordinaire.

L'*échancrure nasale*, de même, est garnie d'une *pièce de cuir* et présente à son sommet la partie moyenne de la pièce médiane, jouant à son égard le rôle de *courbe de flexion.*

La *chambre à air* a une profondeur de 0,020 mm environ de la face postérieure des verres-coquilles plans au centre de la cornée.

La *surface ajourée*, qui la limite de tous côtés, forme quatre grandes ouvertures, voilées par une *toile métallique*, transparente et légère, du n° 100 (mailles de 0,00015 centièmes de millimètre environ), imperméable aux poussières, mais perméable à l'air et à la vapeur d'eau (*ventilation active*), résistante, en acier ou en cuivre recouvert d'un vernis noir et mat, afin d'en prévenir l'oxydation et d'empêcher sur elle les réflexions de lumière pénibles à supporter.

Les *verres*, dont elles sont munies, sont ovales, *courbes* et caractérisés par deux surfaces sphériques, l'une antérieure convexe, l'autre postérieure concave (*ménisques — verres-coquilles*) [fig. 15] (1). Suivant le rapport de grandeur des rayons de leurs faces antérieure et postérieure, ils sont indifférents au point de vue dioptrique, comme les verres plans proprement dits (*ménisques plans* [optiquement], à bords minces et faces excentriques [quand les faces sont parallèles, ils sont légèrement divergents : ce qui arrive communément dans le soufflage; aussi faut-il les travailler pour annuler ou régler leur pouvoir réfringent]) ou deviennent convergents

(1) Voir cette figure à la 3e page de la couverture.

(*ménisques positifs*, à bords minces) ou divergents (*ménisques négatifs*, à bords épais). Ces verres sont *périscopiques*, c'est-à-dire qu'ayant une puissance réfringente égale au centre et à la périphérie, ils permettent aux yeux de voir, sans tourner la tête, avec une égale netteté dans tous les sens et dans toute l'étendue du champ visuel. Leur face antérieure, convexe, a un rayon de 0,035 mm et la face postérieure, concave, un rayon superposé au précédent et plus grand (ménisques convergents) ou plus petit (ménisques plans — ménisques divergents). Le grand axe de la face antérieure est de 0,055 mm, le petit axe de 0,040 mm. L'épaisseur au centre est de 0,002 mm (verres négatifs) à 0,0026 dix-millim. (verres plans) et 0,0055 dix-millim. (verres positifs de 3 dioptries) : celle des bords, aux extrémités du grand axe, est de 0,002 mm (verres plans — verres positifs) à 0,0049 dix-millim. (verres négatifs de 4 dioptries). Les bords sont taillés perpendiculairement aux axes du verre et réduits à une largeur uniforme de 0,002 mm par l'enlèvement du biseau postérieur. Leur substance est parfaitement homogène et transparente et leur résistance considérable en raison de leur épaisseur et de leur forme.

Nous devons à la science et à la bienveillante obligeance de M. le docteur Tscherning, directeur du Laboratoire d'Ophthalmologie de la Sorbonne, les calculs, exposés ci-dessous, de l'épaisseur au centre de ces verres et de la longueur du rayon de leur face postérieure, selon leur valeur réfringente, de 0 dioptrie à + 10 D et — 10 D, étant donné un rayon de 0,035 mm pour leur face antérieure, une épaisseur minima de 0,002 mm au centre ou sur les bords et un indice de réfraction du verre de 1,52.

Valeur.	Epaisseur au milieu.	Rayon de la face postérieure.
— 10 D	0,002 mm	20 mm 5
— 9	id.	21 4
— 8	id.	22 3
— 7	id.	23 3
— 6	id.	24 4
— 5	id.	25 7
— 4	id.	27
— 3	id.	28 6
— 2	id.	30 2
— 1	id.	32 2
0	2 mm 6	34 1
+ 1	3 7	36 2
+ 2	4 6	38 6
+ 3	5 5	41 5
+ 4	6 5	44 8
+ 5	7 3	49
+ 6	8 1	54 1
+ 7	9	60 4
+ 8	9 8	68 6
+ 9	10 6	79 6
+ 10	11 3	95 2

Ils sont disposés (fig. 4) de manière à ce que leur face antérieure soit sensiblement concentrique à l'œil, à une distance de 0,023 mm de la surface de cet organe, qui peut être considéré comme une sphère, plus ou moins régulière, de 0,012 mm environ de rayon. La distance qui le sépare de leur face postérieure (*profondeur de la chambre à air*) varie donc, au centre, de 0,021 mm (verres négatifs) à 0,0204 dix-mm. (verre plan) et 0,0175 dix-mm (verres positifs de 3D); sur les bords, de 0,021 mm (verre plan — verres positifs) à 0,0181 dix-mm (verres négatifs de 4D).

Leurs *avantages* sont multiples et considérables. Disposés concentriquement au globe oculaire, ils embrassent un champ visuel beaucoup plus étendu dans tous les sens que celui des verres plans, bi-convexes ou bi-concaves; ils sont, nous l'avons vu, *périscopiques* et donnent à la vision la même netteté sur tous les points de leur étendue. [Les recherches récentes de M. le docteur F. Ostwalt sur les verres périscopiques l'ont amené à conclure que les ménisques divergents et les ménisques convergents assez fortement bombés de 0D à + 6D ont un avantage sensible, au point de vue périscopique, sur les verres bi-concaves et bi-convexes ordinaires]. Enfin, les rayons lumineux incidents, dirigés vers l'œil, étant normaux à leur surface et ne subissant pas de réflexion, ils laissent parvenir au fond de cet organe la totalité de la lumière émise vers lui par les objets éclairés.

Pour protéger les yeux contre une lumière solaire excessive, les verres-coquilles incolores seront remplacés par des *verres-coquilles fumés, neutres et plans*, à surfaces également travaillées. Les verres-coquilles fumés, à foyer, sont peu utilisables, à cause des variations de teinte produites sur le même verre par les variations d'épaisseur. On obtiendra l'uniformité de teinte en portant, derrière les verres-coquilles fumés, plans, des lunettes ordinaires à verres incolores, divergents ou convergents, de faibles dimensions, à monture et branches très fines, qui se logeront avec facilité dans la vaste chambre à air des lunettes de route.

La *monture*, qui enchâsse leurs bords, est formée d'un anneau ovale, courbe, à concavité postérieure, bien adapté à leur contour et de 0,004 mm de largeur. De son bord antérieur se détache un prolongement continu, de même courbure et de 0,002 mm de large, qui recouvre et fixe la face antérieure du verre, tandis que sa face postérieure repose solidement sur quatre *crochets*, en argentan, *tournant* sur pivot (vis et écrou) et disposés deux en haut, deux en bas. Son bord postérieur se continue avec la surface pleine ou ajourée des lunettes; sa face interne est d'un noir mat dans sa moitié inférieure, afin de prévenir les réflexions de lumière.

Les verres-coquilles sont placés à une distance de 0,025 mm l'un de l'autre (fig. 4) : ce qui fait un intervalle de 0,029 mm entre les extrémités internes de leurs parties perméables à la lumière. Leur grand axe est dirigé en dehors, en arrière et un peu en bas : la direction de leur petit axe n'est pas absolument verticale; son extrémité inférieure est inclinée en arrière, de sorte que leur face antérieure regarde notablement en bas, dans une position de la tête intermédiaire à l'extension et à la flexion. Il en résulte un déplacement du champ visuel vers la partie inférieure ou vers le plan antérieur du corps, ayant pour but de faciliter la vue en avant et en bas. Leur *champ visuel* monoculaire est de 105° horizontalement et de 69° verticalement : leur champ visuel *binoculaire* est de 142° horizontalement. La *partie commune* aux deux champs visuels monoculaires de ces verres est de 68° dans sa plus grande dimension horizontale et la largeur de sa base est de 0,285 mm à 0,25 c du plan tangent au centre des deux cornées, de 0,350 mm à 0.30 c, de 0,485 mm à 0,40 c, distances habituelles de la vision de près. Leur *point* initial d'entrecroisement *PP* ou point le plus rapproché possible de la vision binoculaire (sommet de l'*angle optique maximum* de ces lunettes) est à 0,039 mm de ce plan.

La *bande élastique* est formée de ressorts à boudin en cuivre, disposés dans un ruban tubulaire, plissé sur eux; on évite ainsi les inconvénients de l'altérabilité du caoutchouc et de la perte d'élasticité des moyens d'attache. Cette bande, large de 12 mm, se termine à ses extrémités par deux rubans de cuir, de même largeur qu'elle, dont l'un est cousu aux lunettes et l'autre soutient un *anneau*.

III

FONCTIONNEMENT

(Voir ch. III, 1° [Lunettes contre les éclats et les projections], D).

L'*efficacité* de ces lunettes de route est assurée par leurs verres-coquilles incolores ou fumés, suffisamment résistants, qui entourent l'œil sur la plus grande partie de son horizon et le protègent convenablement contre tous les agents susceptibles de l'offenser; par leur toile métallique noire (atténuation de la lumière), capable de résister au choc des projections, à mailles suffisamment étroites pour intercepter les poussières et briser la force du vent; par une protection périphérique et complète et une étanchéité absolue en arrière.

Leur *commodité* résulte de la disposition de toutes leurs parties.

La *base d'application* se moule sur le pourtour de l'orbite et *s'adapte parfaitement* à toutes les figures (*stabilité*), grâce à sa conformation anatomique, à son indépendance, à sa malléabilité, à la possibilité de modifier sa forme, en agissant soit sur elle-même, soit sur la partie moyenne de la pièce médiane, jouant le rôle de courbe de flexion. Elle ne provoque *ni pression*, *ni gêne*, *ni douleur*, *ni trouble fonctionnel*.

L'*échancrure nasale* élargie ou rétrécie à volonté par flexion de la partie moyenne de la pièce médiane, garnie d'une *pièce de cuir* souple, taillée à la hauteur et à la largeur du nez, s'*adapte exactement* aussi à cet organe (*étanchéité*), *sans gêner sa fonction* et permet le rapprochement des verres au maximum et le plus grand développement possible du champ visuel en dedans.

La *chambre à air* est vaste et largement ventilée; elle *s'oppose à l'échauffement des yeux* et *à la formation de buée* à la face postérieure des verres. Il est utile, avant de mettre les lunettes, de chauffer les verres, au contact du corps par exemple, s'ils sont très froids (hiver) et si la peau est chaude; on évitera ainsi la formation possible de buée pendant les premières minutes de leur emploi.

Le *champ visuel total*, au travers des verres et de la toile métallique, est pour ainsi dire égal au champ visuel normal : l'œil voit non seulement en dehors, condition nécessaire pour éviter les collisions et les accidents les plus graves, mais encore en dedans et en bas, où le voyageur peut lire, inspecter le sol, manœuvrer les différents organes de son véhicule, etc. Les verres peuvent être plans, divergents (*myopie*), convergents (*hypermétropie, presbytie*), fumés, suivant le besoin et sont remplacés les uns par les autres avec facilité, grâce aux crochets tournants (*verres interchangeables*).

Ces lunettes, formées d'une feuille d'*aluminium* de 0,0008 dix-mm d'épaisseur, *pèsent* à peine 50 gr. avec tous leurs accessoires, le poids des verres seuls étant d'environ 25 gr. Leur *solidité* est ce qu'elle peut être désirée; une *boîte métallique*, adaptée à leur forme et garnie de feutre, garantit leur intégrité, lorsqu'elles ne servent pas. Enfin leurs dimensions plus petites que celles des lunettes d'atelier, la courbure et par suite la saillie plus faible de leurs verres rendent leur *aspect* aussi peu choquant que possible.

IV

ADAPTATION ET POSE

(Voir Ch. III, 1° [lunettes contre les éclats et les projections], E).

V

ENTRETIEN ET RÉPARATION

(Voir Ch. III, 1° [lunettes contre les éclats et les projections], F).

Les *accessoires* (toiles métalliques, pièce de cuir nasale, bordures de peau chamoisée, bande élastique garnie, crochets tournants avec vis et écrous) sont livrés tout préparés.

Remplacement des verres. — Desserrer très légèrement les écrous avec une petite pince; faire pivoter les crochets tournants; les réappliquer sur le verre nouveau mis en place; resserrer les écrous. (Pendant la manœuvre d'un écrou, immobiliser la vis avec l'ongle introduit dans la rainure de la tête.) Repousser en dedans ou en dehors, avec une pince, les petites lames d'aluminium, qui supportent les crochets tournants, si ceux-ci sont eux-mêmes trop déjetés en arrière et ne serrent pas le verre ou trop déjetés en avant et ne peuvent pas glisser sur sa face postérieure.

Remplacement de la toile métallique. — La toile métallique la plus large, à extrémité en forme de cœur, répondant au prolongement rectangulaire, doit être mise à gauche; l'autre à droite. Passer leur bord antérieur en dehors des lames de support des crochets tournants, au niveau des petites échancrures qui leur correspondent, après avoir, au besoin, repoussé ces lames légèrement en dedans. Avancer ce bord jusqu'au sillon séparant la monture de son prolongement antérieur. Coudre alors la toile métallique dans les trous placés au pourtour de la partie ajourée et dans ceux des bandelettes antéro-postérieures, en repassant une seconde fois, de manière à faire une couture continue. (Percer la toile métallique au niveau du trou des crochets tournants, pour permettre l'introduction de la vis.)

Brisures. — Les *crochets tournants* brisés seront remplacés, avec facilité. Enlever d'abord l'écrou, puis le crochet brisé. La vis du crochet nouveau sera coupée net et limée immédiatement en avant de l'écrou convenablement serré.

PARIS. — E. DE SOYE ET FILS, IMPR., 18, R. DES FOSSÉS-S.-JACQUES

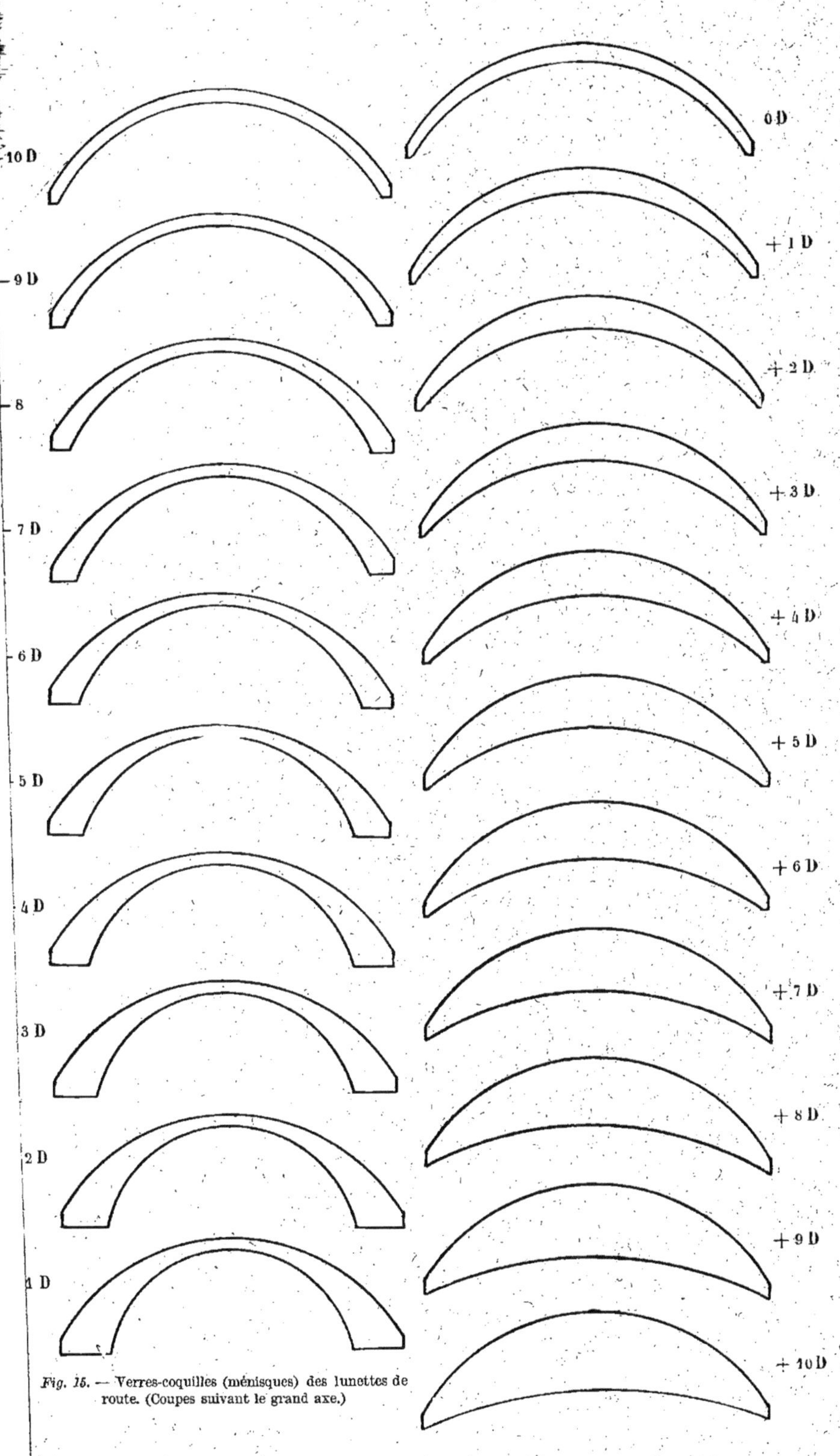

Fig. 15. — Verres-coquilles (ménisques) des lunettes de route. (Coupes suivant le grand axe.)

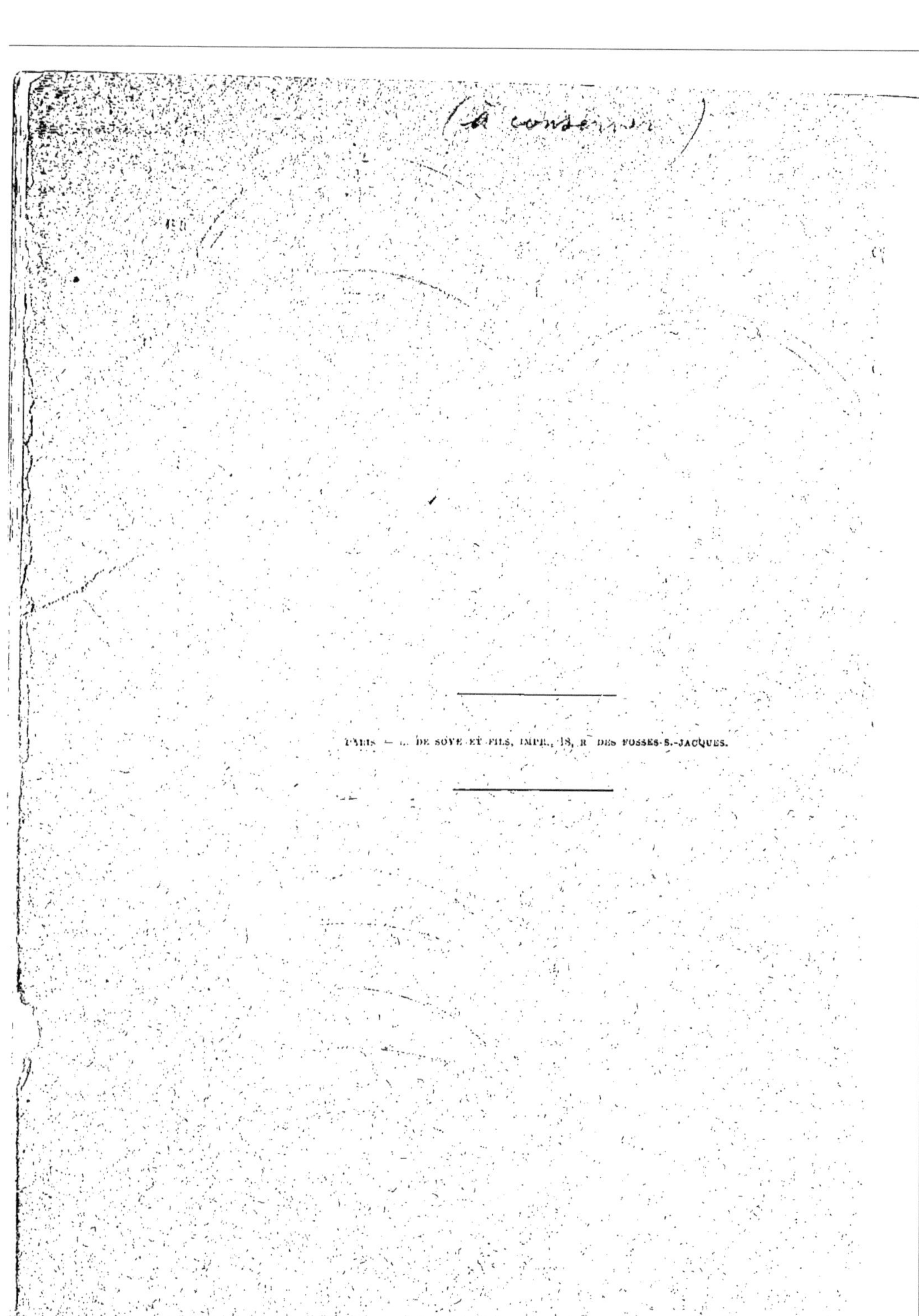

PARIS — L. DE SOYE ET FILS, IMPR., 18, R. DES FOSSÉS-S.-JACQUES.

www.ingramcontent.com/pod-product-compliance
Ingram Content Group UK Ltd.
Pitfield, Milton Keynes, MK11 3LW, UK
UKHW022140190726
13855UKWH00003B/1259

9 782012 992900